# 世界一の美女になる
# ダイエット バイブル

ミス・ユニバース・ジャパン公式栄養コンサルタント
エリカ・アンギャル
Erica Angyal

幻冬舎

# 世界一の美女になるダイエットバイブル

エリカ・アンギャル

はじめに

# いま口にしたものが、すべて未来の美を決める

２００９年４月に、食べ物を味方につけることで美しくなる秘訣を紹介した『世界一の美女になるダイエット』を刊行しました。幸せなことにメディアにもたくさん取り上げられ、多くの方がこの本を読んでくださいました。本当にありがとうございました。

15歳で日本食と初めて出会い、食の大切さを知りました。美しさとは内側から磨くものと実感した、自然の恵みいっぱいのおばあちゃんが作ってくれた食事。それが、私が栄養学を志した原点です。

日本中の女性により美しく健康になってほしい、私の栄養と美の知識を通じて、第二の母国、日本に恩返しできれば……。そんな長年の思いをお伝えできたのは、なによりもうれしいことでした。でも、同時に切なさも感じてしまったのです。

この本を多くの方が必要としてくださったことの意味。

それは、多くの女性たちが、美と健康を気にかけ、手に入れたいと思いながらも、叶《かな》えられない状況にいるということ。

女性の毎日は忙しい。食事のことばかり考えてもいられません。

だから、すべてを完璧にする必要はないのです。楽しく続けるためには、できるだけシンプルで簡

単であるべきというのが私の考えです。

ダイエットとは何を食べるか、食べないか。

そして、もうひとつ。

ダイエットとはライフスタイル。

真のダイエットは、無理と対極にあるセオリー。一時的に「頑張る」ものではなく、「長く続けていく」ものです。毎日を楽しみながら、ずっと続けていける食事法、それが「世界一美しくなるダイエット」です。

Ｓｔｅｐ１では、私のダイエットの大事な基本を厳選し、私のフィロソフィーとしてまとめました。Ｓｔｅｐ２では、ぜひ取り入れてほしい食材やシーン別の食事法を、Ｓｔｅｐ３では、エクササイズや自然なスキンケアなど、より広く紹介しています。

レシピにしても、食材を絞り、料理法はシンプルで簡単なものに限定しました。この本のアイデアやコツを手がかりに、あなたなりの食のスタイルをつくり出していただければ、うれしい限りです。

食の質は美しさの質、そして幸せのみなもと。あなたの人生が、今日よりも明日、明日よりも10年後、いっそう輝いた笑顔で溢《あふ》れていますように。

エリカ・アンギャル

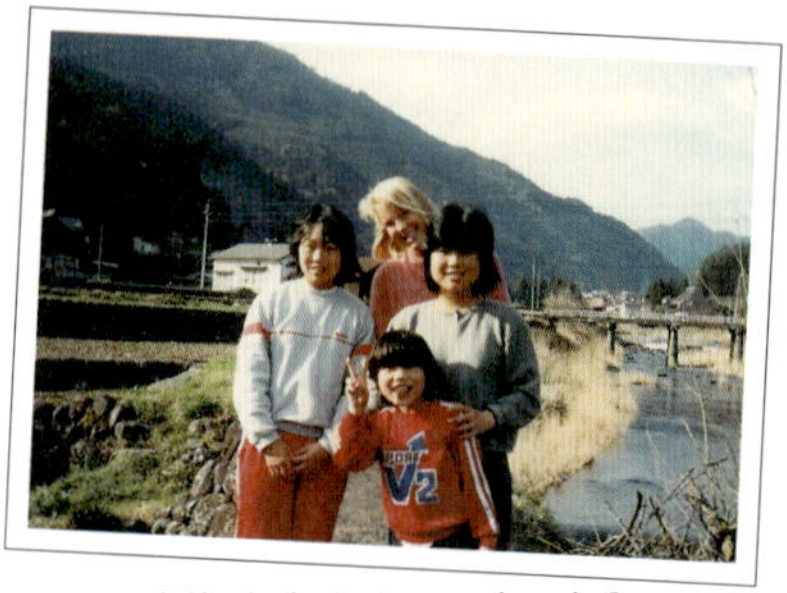

高校2年生だった1985年に大分・
日田市の高校へ1年間交換留学。
ここで日本食の素晴らしさを知った。

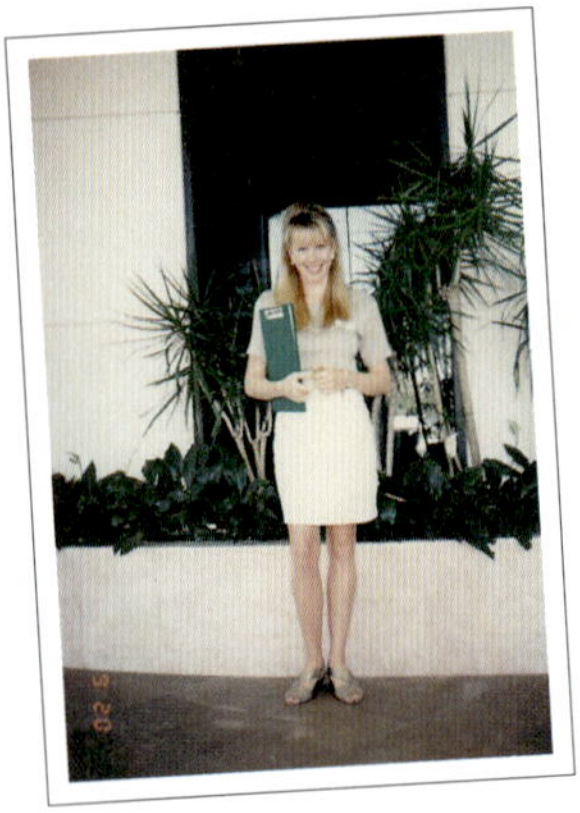

オーストラリアの日系企業で働いて
いたころ。

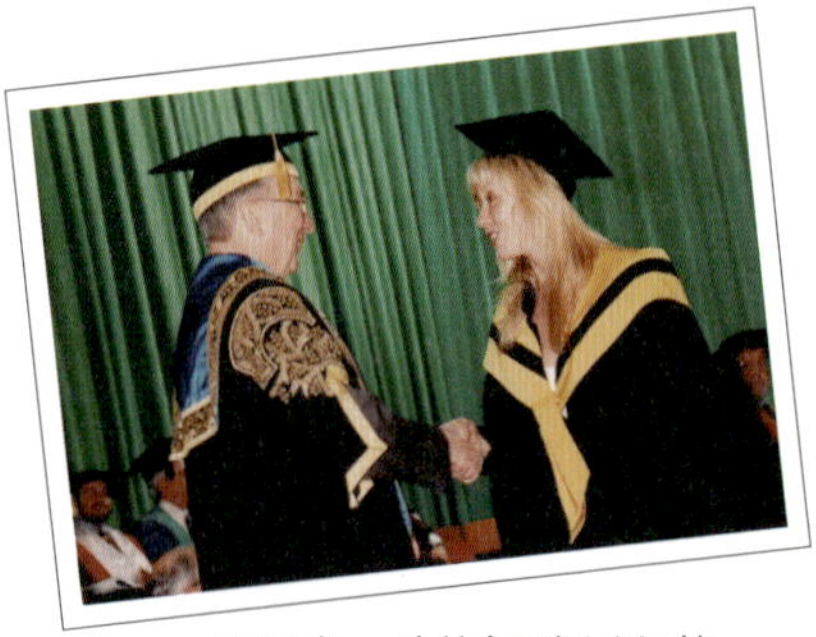

2000年。一度社会に出たあと、健
康衛生学の勉強をするために入っ
たシドニー工科大学での卒業式。

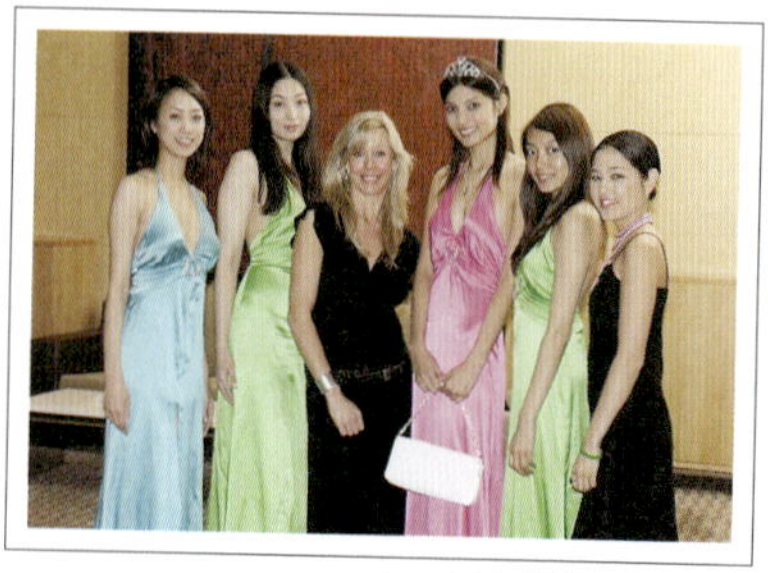

2005 ミス・ユニバース日本代表の
葛谷由香里さん(右から3人目)らと。

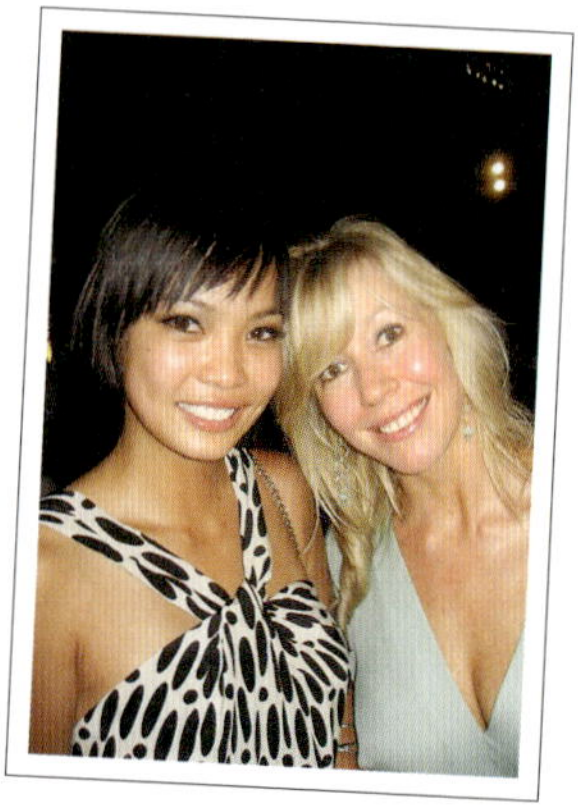

2008 ミス・ユニバース日本代表の
美馬寛子さんと。

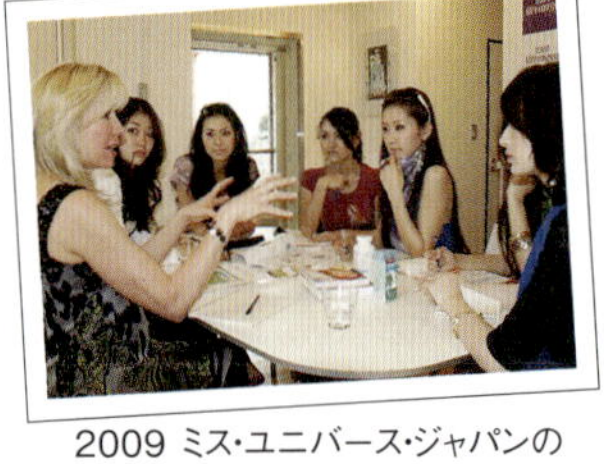

2009 ミス・ユニバース・ジャパンの
ファイナリストたちへ栄養コンサル
ティング。

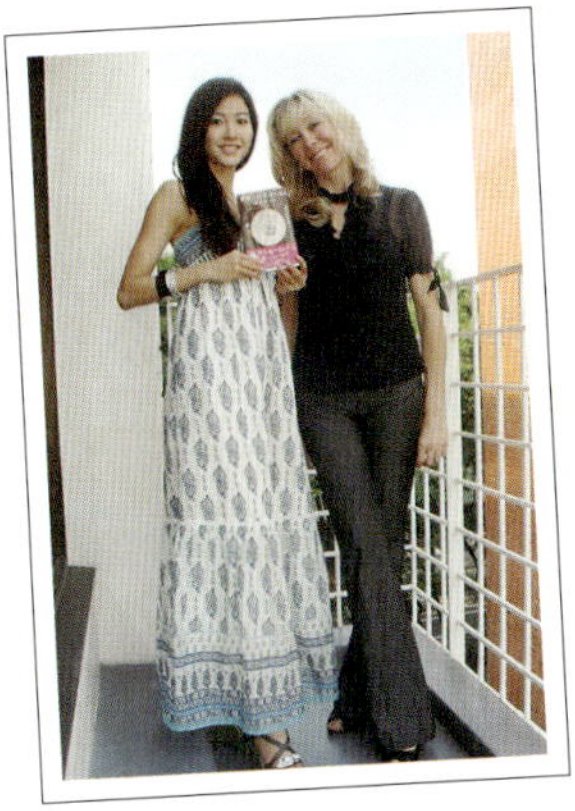

2009 ミス・ユニバース日本代表の
宮坂絵美里さんと前著『世界一の
美女になるダイエット』。

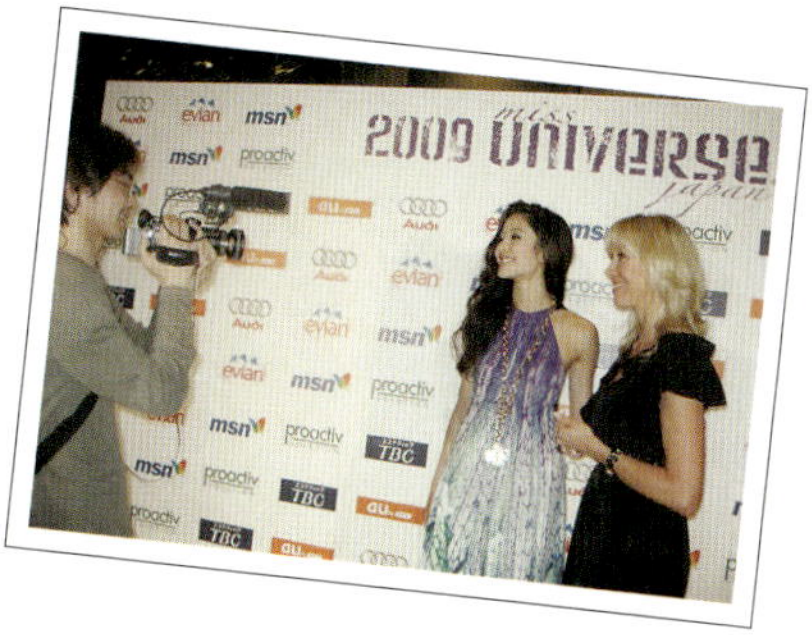


2009 ミス・ユニバース・ジャパン最
終選考会直後、選ばれたばかりの
2009 ミス・ユニバース日本代表の
宮坂絵美里さんと取材を受ける。

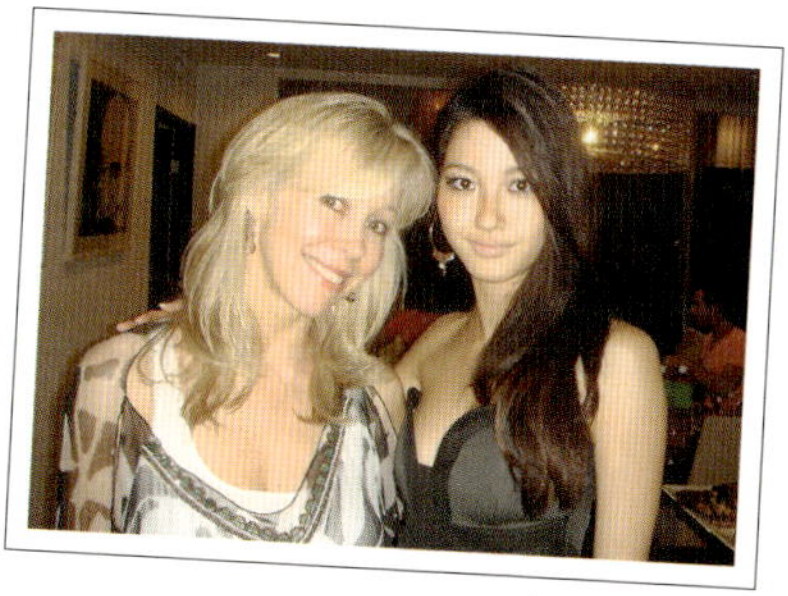

バハマでの世界大会直前の2009
ミス・ユニバース日本代表 宮坂絵
美里さんと。

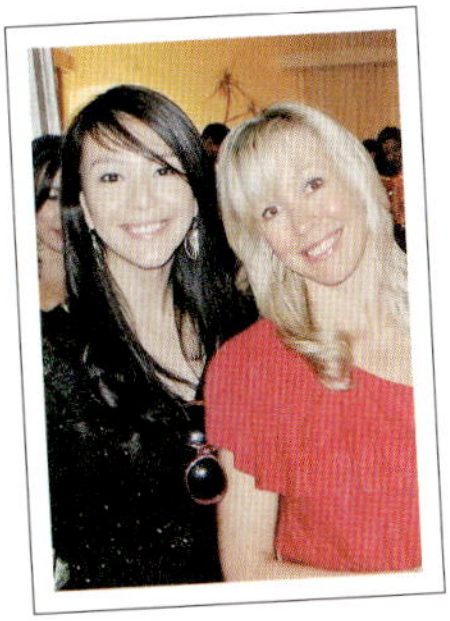

2006 ミス・ユニバース日本代表
知花くららさんと。40歳の誕生パー
ティにて。

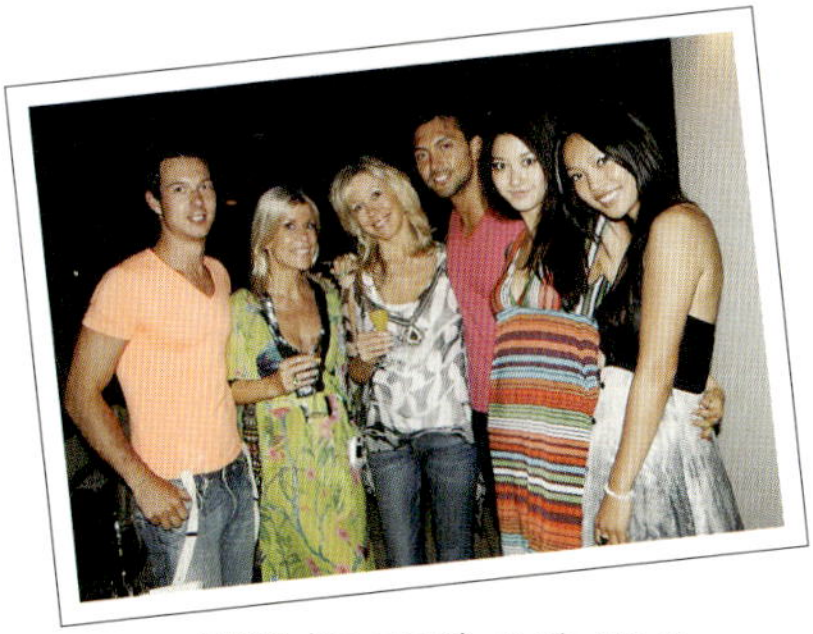

2009 ミス・ユニバース・ジャパンの
トレーナーらと。

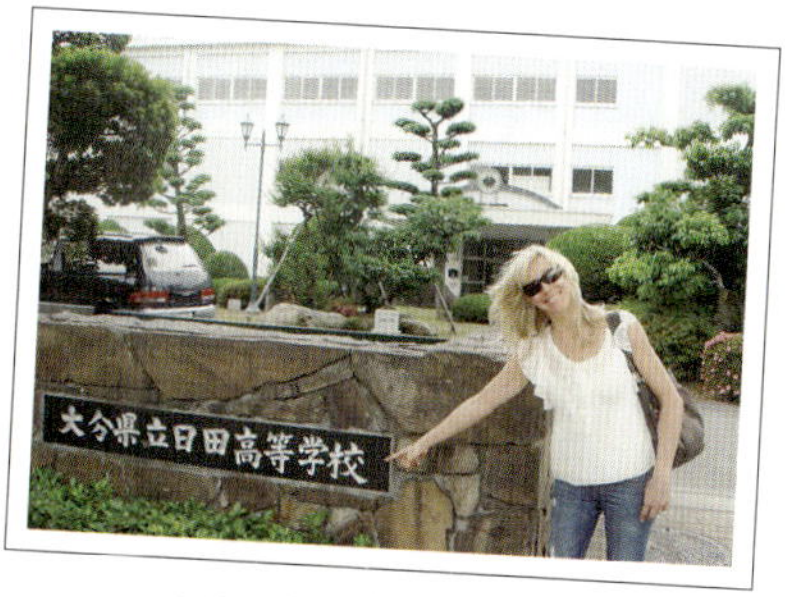


高校以来、25年ぶりに訪れた大分・
日田市。

『世界一の美女になるダイエットバイブル』

# CONTENTS

# Step 1

# 哲　学

美しさは
知ることから始まる

# あなたの体はたった一台のフェラーリ。最高のボディには、最高のガソリンを。

前作『世界一の美女になるダイエット』で「アイスクリームは老化を進めるかわいい悪魔」「アーモンドは天然のサプリメント」と述べたら、目からうろこと驚く方が続出でした。しかし、「忙しくて全部やる時間がない」「どれから手をつければいいかわからない（だからやってない）」という声を耳にすることも。マイペースで、できるものから取り入れていただければうれしい限りですが、そのときにまず頭に入れてほしいことをＳｔｅｐ１にまとめました。

知ってほしいのは、口にするものは、すべて未来の美につながっているということ。自分の体をフェラーリだと思ってほしいのです。高級車をワックスで表面だけいくら磨いてあげても、安いガソリンではその車のよさを

TIPS

**ベーコンとソーセージは、エイジレス美女の敵。**

加工食品には、たくさん化学的な食品添加物が入っていて、老化を進める活性酸素のもと。ベーコンとソーセージはその代表。魚介類、ツナ缶、鶏肉にスウィッチしてね。うまみが欲しいときは、パルメジャーノチーズをかけたり、オリーブオイルをたらしたりすると、満足度もアップしますよ。

引き出すことはできません。**私たちにとっての最高のガソリンとは、いい食べ物。**車であれば新車に換えられますが、私たちは、たった一台のフェラーリである自分の体と一生付き合っていかなければならないのです。

では、いい食べ物とは何でしょうか？　それは、良質な自然の食品。**日々、さまざまな種類の自然な食品を口にしていると、体は内側から磨かれ、本来の美しさが引き出されてきます。**体質改善にもつながるため、自然と痩《や》せ体質へ。また、アンチエイジングにも抜群の効果があります。美とは内側から宿るもの。急がば回れ、健康的な食と体内バイオリズムに基づいたよい生活こそが、美肌にもベストなのです。よい栄養が足りていると、メンタル面もいきいきと幸せな気持ちになりますし、よりポジティブに鮮やかに人生を楽しめるようになるでしょう。

実際、エリカ式ダイエットを続けてみたら痩せた、とのうれしい報告が続々と届いています。20代半ばの女性は3カ月で10キロ痩せたそう。無理に食事量を減らすのではなく、いい食べ物を知って賢く食べれば、三食バランスよく食べるだけで、徐々にスリムになっていけるのです。

TIPS

**肝臓は美肌工場！**

肝臓は、体に入ってくる毒素をすべて解毒する大切な臓器。肝機能が正常な人は、肌も美しいのです。しかし次々に毒素が入ってくると、肝臓を酷使し、機能が停滞。毒素を速やかに処理できず、美肌を損なうことになります。食品添加物や残留農薬、トランス脂肪酸、環境ホルモン、精製炭水化物、過剰な砂糖、喫煙、飲酒などは、肝機能を阻害するもの。すべてシャットアウトするのは難しくとも、知ることが最初の一歩ですよ。

# ゼロカロリーや糖質ゼロは美女の敵。数字のインパクトに踊らされない目を持って。

女性が数人集まると、必ずといっていいほど「痩せたい」という話が出ますよね。美しく洋服を着こなすにも、ある程度プロポーションを保っていたいもの。いきいきと輝いて生きる力にもなります。

前作を書いたきっかけは、日本では痩せればきれい、カロリーさえ減らせば痩せる、カロリーをとらなければ太らない、などと勘違いしている人が多いこと。そして、○○ダイエット、などという「ばっかり食べ」が流《は》行《や》ると、食材がスーパーから消えてしまうほど殺到することが気になっていたからです。また、体重を落とすことしか考えていないせいで、きれいになるために必要な栄養が全然足りていないのも心配でした。それらが間違いであると伝えたい、美しくなるためにどう食べるのか、痩せる以前に

TIPS

**炭水化物抜きダイエットは太りやすい体に。**

単純に炭水化物をとらないでいると、一時的には確実に痩せるのですが、結局太りやすい体になってしまいます。仮にダイエットに成功したとしても、すぐにリバウンドしてしまうのです。

栄養の基本をお教えしたいと強く思ったのです。

一日に必要カロリー分だけとったなら、何を食べても太らないのでしょうか。もちろん、答えはノー。**同じカロリーであれば太りやすさも同じ、というのも大きな勘違いです。**カロリーが同じでも、それぞれの食品によって脂肪へのなりやすさはまったく違うのです。例えばケーキと魚。同じカロリーでも、脂肪になりにくいのは断然、魚です。体内でブドウ糖に分解されるスピードこそが、太りやすさにつながるので、すぐさま分解されるケーキのほうがずっと太りやすいのです。

また、ゼロカロリーや糖質ゼロの誤解も大きいですね。研究では体重増の一因になりうるとの結果が出ています。問題は、これらに使用されているアスパルテームや他の人工甘味料。通常炭水化物を十分食べると、セロトニンという脳内物質が分泌され満腹感を得ますが、**炭水化物と人工甘味料を一緒に食べるとその分泌が阻害されるため、かえって食べすぎてしまうのです。**ゼロと思って食べたら、逆にカロリーオーバーということにも。糖質ゼロを食べれば食べるほど、その罠《わな》に陥るので要注意。カロリーだけでダイエットは語れないことを、おわかりいただけたでしょうか。

TIPS

**1週間にマイナス1キロが最大数値。**

それ以上落としてしまうと、90%以上の確率でリバウンドしてしまうでしょう。

TIPS

**緑茶がスーパー美女ドリンク。**

ペットボトルよりも、淹《い》れたてのお茶のほうが、20倍以上もカテキンが入っているという研究もあります。毎日淹れたての緑茶を1、2杯飲むことも太らない秘訣。抗酸化物質がたっぷりで、代謝を活発にします。

Philosophy 1

# カロリーより血糖値コントロール。ゆるやかキープこそ痩せ体質の鍵。

日本では穀類を主食と呼び、毎食欠かしませんね。だからこそ、知ってほしいのが、白い砂糖や白米など精製された炭水化物のデメリットです。精製された白い食品は、食物繊維やビタミン、ミネラルが抜けた状態なので、体内に急激に取り込まれ、血糖値を一気に上昇させてしまいます。血糖値とは血液中のブドウ糖量。体や脳を動かす大切なエネルギーですが、問題は、血糖値が急激に上がると、インスリンというホルモンが大量に分泌されてしまうこと。それは美と健康に多大なダメージをもたらします。**過剰なインスリンには、消費しきれずに残った糖を脂肪に変える作用があるため、太りやすくなってしまいます。**シミ、シワなどの原因になるうえ、細胞レベルでも炎症を発生させ、老化も早めてしまいます。激しい変

TIPS

**食事ではレモン汁をぎゅっと絞って。**

血糖値上昇をゆるやかにする効果があります。ビタミンCもとれ、一石二鳥。

TIPS

**麻薬なみに怖い「シュガーハイ」。**

空腹時に甘いものを食べると、血糖値が急上昇し、脳が「シュガーハイ」という状態になり、さらに甘いものが欲しくなります。食事の代わりに甘いものを食べるのはやめてね。

動の繰り返しは、生活習慣病をも招きやすくなる結果に。また、急上昇した血糖値は、その反動で急激に下がりやすく、またすぐに何か食べたくなるという悪循環を引き起こします。

太らない体を目指すなら、血糖値を乱高下させず、ゆるやかに保つことが何より重要。**血糖値を穏やかに保つ食べ方は、脂肪燃焼率をアップさせ、脂肪が蓄積される割合をダウンさせるのです。**血糖値コントロールこそ痩せ体質の鍵、美女の王道と心得てください。うまくコントロールできれば美しさだけでなく、メンタル面でも疲労感を減らし、集中力もアップ。思考をクリアにし、安定した精神状態が保てます。

欧米では、美や健康に対して意識の高い人ほど、白い食品はやめて、玄米などの精製されていない炭水化物、つまり茶色い食べ物をとることが常識になっています。血糖値の上昇率を数値化したものをＧＩ値といいますが、低ＧＩ食（茶色いもの）が美しくなる食べ物です。

血糖値を急激に上げないためには、食べる順番も大事。サラダからではなく、魚や卵などのたんぱく質2、3口から食べるのが秘訣。お酢を使った料理を食べるのも同様の効果があります。

◎主な炭水化物のＧＩ値

| 控えめに | GI値 | おすすめ | GI値 |
|---|---|---|---|
| バゲット(60g) | 95 | そば(生100g) | 59 |
| 餅(100g) | 85 | 玄米(100g) | 56 |
| 白米(100g) | 84 | ライ麦パン(30g) | 55 |
| うどん(生100g) | 80 | 全粒粉パン(100g) | 50 |
| ドーナツ(47g) | 76 | 黒米(100g) | 50 |
| 白パン(30g) | 73 | アマランサス(100g) | 45 |
| ベーグル(70g) | 72 | 粗びきライ麦の黒パン(30g) | 41 |
| クロワッサン(57g) | 67 | | |

*Philosophy* 2

# 油をとる勇気といい油を選ぶ目こそが美女への確実な近道なのです。

きれいな肌になりたい、体重を減らしたいなど、**美を磨きたい方に、一番にアクションを起こしてほしいのが、「油のとり方を変える」こと。**基本的に何かひとつの食品だけで、美や健康に効くことはありませんが、油は例外。私たちの体をつくっている細胞に大きな影響があるため、悪い油をやめて、いい油にチェンジするだけで、素晴らしい効果があります。日本女性は〝油は大敵〟と誤解しているようですが、体にいい油と悪い油があることを知ってください。美しくなるには、油抜きはもってのほかです。

いい油は、多少高価でもそのぶん美容と健康効果が高く、最強の美容液。艶《つや》やかに潤う肌をつくる、血の巡りがよくなる、体の隅々の細胞まで栄養が吸収されやすくなる、ホルモンバランスに好影響を与えるなど、果たす

TIPS

**「植物油脂」にだまされないで。**

植物油脂と書かれていると、体にいい印象ですが、実はトランス脂肪酸を含んでいることも多いのです。欧米諸国では原材料表に表示が義務づけられるほど危険な油。しかし、日本では表示されず、見えない油として潜んでいるよう。クッキー、ポテトチップス、マヨネーズ、マーガリンなど、多くの加工食品に「植物油脂」と書いてあります。原材料の一括表示にだまされない目を持ちましょう。

役割は絶大。また油を少量とることで腹もちがよくなり、食べすぎを防げます。善玉コレステロールを増やし、悪玉コレステロールを減らす効果も。

気をつけてほしいのは、体に悪い油。加工食品や外食などで無意識に口にする機会が多い、見えない油です。**細胞にダメージを与え、老化や生活習慣病の元凶になるトランス脂肪酸は、美や健康を害する最たるもの。**海外では使用を禁止したり、規制する国も増えています。とりすぎると心臓病や婦人科系の病気になる可能性が高くなります。そのうえいくらよい油や栄養をとっても効果が出ません。日本女性の食生活で一番の心配事は、無意識に悪い油を過剰にとっていて、一方、いい油の摂取は非常に少ないことです。

油は、美容効果抜群のものから、極力避けたい悪いものまで5つに分けられます（下記を参照）。特にＥＰＡ、ＤＨＡなどのオメガ３は素晴らしい油。老化を進める炎症を抑え、脳の老化を防ぐ、健康に欠かせない大切な栄養素です。でも私たちの食生活では不足気味。人間の体でつくることができない必須脂肪酸なので、積極的に青魚やサーモンを食べることが美女への道です。

TIPS

**「健康油」もNG。**

原材料表に、そのオイル名しか記載されていないものを。乳化剤やカタカナがあったら精製油の可能性が大。未精製の油は、大抵緑など少々色みを帯びています。

・油のとり方

**◎もっと食べて！ 美の味方 オメガ3**
・鮭、青魚などDHA、EPAの多い魚
・大豆製品、ほうれん草、クルミなど

**○日々の食卓に美の味方 オメガ9**
・オリーブオイル、アボカド、アーモンド、マカダミアナッツなど

**△必要、でももう十分な オメガ6**
・精製植物油、サラダオイル全般
・市販のドレッシング、マヨネーズ

**××極力避けて！ トランス脂肪酸**
・マーガリン、ショートニング、スナック菓子、揚げもの、加工食品、ファストフード、コーヒー・フレッシュ

**×減らして 動物性脂肪**
・牛肉、豚肉、乳脂肪

Philosophy 3

# 日傘より強力なプロテクター。抗酸化・抗炎症食品でエイジレス美女に。

日本では、男性は外に出れば七人の敵がいる、ということわざがあるそうですね。しかし私にいわせると、現代女性が外に出れば、七人どころか、次から次へと幾千の攻撃を受けているようなもの。毎日暮らしているだけで、強い紫外線、化学物質、活性酸素、悪い油や食べ物などにより、目には見えない細胞レベルでダメージを受け続け、それが体を老化させます。

特に老化を加速させる主因はふたつ。活性酸素と炎症です。

しかし、それらから守る盾《たて》になってくれる食べ物もあります。まず**活性酸素に対抗してくれるのが色の濃い野菜に含まれるポリフェノールやリコピンなどの「抗酸化成分」**。旬の野菜ほど栄養価は高いですし、色により効果が異なるので、毎日色とりどりに食べましょう。

TIPS

**抗酸化物質は、皮に一番含まれている！**

野菜の抗酸化成分は、皮と皮のすぐ下に集中。だから「ホールフーズ」がおすすめだし、有機を選ぶことが大事なのです。

TIPS

**電子レンジは、使いません。**

電子レンジは、ブロッコリーの抗酸化物質を74～97％も壊してしまうという研究結果もあります。私は、蒸し器や鍋で温めなおしていますが、不便は感じませんよ。

ただし、残留農薬には注意が必要です。せっかくの抗酸化効果が2、3割低下するので、できれば有機栽培のものを。玄米など丸ごと食べるものや皮をむかずに食べるものは特に有機がおすすめ。醤油や味噌、豆乳なども、有機栽培のものが増えてきました。有機栽培の基準を満たした素材で作られた食品に与えられる「有機JASマーク」を目印にしてください。

もうひとつ、大切な美のプロテクターは、「抗炎症成分」。いい油と野菜、フルーツにたっぷり入っています。炎症とは、わかりやすい例では、日焼け。これは目に見える炎症です。加えて細胞レベルで進む、沈黙の炎症もあり、自分では気づかないうちに発生しています。過剰なインスリンは太りやすい体にする、とお話ししましたが、もうひとつ、炎症発生の元凶でもあるのです。過度なストレスも同様。悪い油と白い食べ物も炎症を引き起こします。**いい油と茶色い食べ物をとり、悪い油を減らすことが、炎症を抑え(=老化を遅くする)、アンチエイジングにとても重要。**抗炎症作用の食べ物は、具体的には、青魚、オリーブオイルなど、オメガ3、オメガ9の食品やフルーツや野菜、緑茶。反対に、精製食品、白砂糖とトランス脂肪酸や乳脂肪、オメガ6のとりすぎを控えましょう。

TIPS

**デトックス効果の高い食品を!**

化学的な食品添加物や合成された原料は、活性酸素を発生させ、体内に毒素をためます。でも自然のものはデトックス作用があり、体を内側からきれいにしてくれます。だからお醤油でも、有機丸大豆を選ぶことをおすすめします。お値段は少し高くとも、美への効果を考えるとその価値は十分あると思うのです。

有機JASマーク

*Philosophy*

*4*

# 1：2：3のゴールデン・バランスが痩せ体質をつくる確実な方法よ。

痩せようと頑張る人の陥りがちなミス。それはやみくもなカロリー制限、油抜き、炭水化物抜き、肉や魚などのたんぱく質カット、といった無理な食事制限。ミス・ユニバースのファイナリストになるような、美に対する意識の高い人でもそうでした。でもそれではいくら頑張っても、きれいではなくて貧相という悲しい結末に。一時的に痩せても、肌はガサガサ、やめた途端リバウンド。太りやすい体質を自らつくっているだけなのです。

ダイエットを成功させるには、もっと簡単で、確実な方法があります。痩せ体質をつくる食事法にするといいのです。その要《かなめ》は食事バランス。一見回り道のようですが、**バランスよく食べると、血糖値を上手にコントロールでき、体が自然と痩せモードになり、減量を後押ししてくれます。**

TIPS

**肉より魚を！**

肉も魚も同じたんぱく質だからその効果が同じと思っている方もいるよう。でも、断然お魚のほうが美容食材！　オメガ3が含まれていて美肌にも健康にもいいんです。日本人は年々お肉の消費量が多くなっています。さまざまな種類のお魚を少なくとも週3〜4回は食べましょう。

良質な炭水化物、たんぱく質、野菜とフルーツ、少量のいい油。この4つが欠かすことのできない要素です。具体的には、毎食玄米などの全粒穀物と、魚や卵、旬の野菜、そしてオリーブオイルなどのいい油をとることです。炭水化物：たんぱく質：野菜＝1：2：3の割合が血糖値ゆるやかキープの黄金比。油は一日大さじ1～2杯が目安です。

きちんと食べる日も、食欲のない日でも、このバランスで全体量を調節してください。痩せたい人もたんぱく質を欠かさないで。脂肪燃焼にも効果的なうえ、筋肉量を落とさずきれいに痩せる、大切なサポーターです。

もうひとつ食事配分で大事なのは、体内時計のリズムに合わせた食べ方。朝食抜きは決してしないでください。かえって太りやすくなりますよ。朝食で体の機能を活性化させ、一日のエネルギーをチャージすることが、痩せ体質の基本です。朝と昼は消化器官がパワフルなうえ、代謝も活発。脂肪燃焼率も高いので、しっかりとした食事を。**朝昼トータルで一日の食事量の80%をとることが理想の美しくなる食べ方です。** 消化機能がスローダウンする夜は軽めを心がけ、20%ほどに。消化のよいものを、寝る3時間前までに食べること。食べすぎた夜は次の日に調整すれば大丈夫。

TIPS

**よいたんぱく質とは？**

◎魚、卵（オーガニックの放し飼い）、豆腐や納豆など大豆製品、豆類、プレーンヨーグルト、低脂肪チーズ（カッテージチーズ、リコッタチーズなど）

※卵は1週間に8個までなら、太る心配もコレステロールの心配もありません。逆に痩せるというデータもあります。

○オーガニック飼料で育った牛肉、鶏肉

TIPS

**ダイエット中もたんぱく質は欠かさないで！**

たんぱく質が不足すると筋肉量が落ち、脂肪を燃焼しにくい体になってしまいますよ。たんぱく質不足は、細胞修復を妨げ、老化を早める原因に。

*Philosophy*

5

# 口に入れたものが美に効くかどうかは、いい消化がなされて初めて叶うのです。

私の夫は1年半ほどで、健康的に8・5キロ痩せました。痩せる前と後で、食べていたものは変わっていません。ときに「健康警察！」と笑われてしまうけれど、彼もずっと「世界一の美女になる」食事をしてきて、さらに痩せたのです。痩せる前と比べて何を変えたと思いますか？

答えは、噛《か》む回数を多くしたこと。オーストリアで消化の権威の方の、「噛むことだけ」の研修に参加し、液状になるまで食べ物を噛むことの効果を学び、実践したところ、自然と痩せていったのです。たったそれだけ？　とがっかりしましたか。でも、多くの人は、知ってはいても、できていないのです。特に男性のなかには、まるで全自動消化マシーン！のように、ほとんど噛まずに飲みこんでいる方が多いよう。それでは体にあ

TIPS

**いい消化がいい睡眠をつくり、痩せやすい体に。**

いい睡眠はダイエットの特効薬。睡眠中に痩せやすくする作用のある成長ホルモンが出るのです。

いい睡眠のコツは、

・夜はいい消化を。

―深夜に食べると、消化器官が寝ている間に働き、よく眠れないばかりか、翌日疲れが残る原因に。また夜に食べすぎると、朝食べられなくなり、一日だるいまま過ごしてしまうという負のスパイラルに。就寝の3時間前に食事を終えるか、

まりにも負担がかかってしまいます。

前作で、何を食べるか、食べないかで、美しさや健康に差が出るということをお伝えしました。今回さらに付け加えるなら、何を「どのように」食べるかで、美容効果が上がりもすれば、下がりもするということです。

いくら栄養価の高い食材でも、よく噛まなかったり、食べすぎたりすると、栄養素が吸収されにくくなるばかりか、消化器官を酷使し、体に悪影響を及ぼすこともあるのです。「どのように」食べるかとは、栄養の消化・吸収を高める食べ方をする、ということ。栄養価とは、食べ物そのものと、いい消化の両輪がそろって初めて成り立つものなのです。

いい消化の第一は、よく噛むこと。通常私たちは、5、6回で飲み下しています。**25回噛んで、ゆっくり食べることが理想。**表面積が小さく細分化されることで、吸収されやすくなります。吸収率がアップすると、太りやすくなるのでは？と誤解する方もいるかもしれません。これは、栄養吸収が高まる食べ方であって、カロリー吸収とは関係ありません。**よく噛むと満腹感を早く得やすいので、大食いの危険がぐっと減り、カロリー摂取も抑えられます。**

遅くなるときはスープなどの消化にいい食事を。

・寝る前に体温を上げる。

—眠くなるのは、体温が上がってから、下がるとき。お風呂に入るのがベストです。

・部屋は真っ暗に。

—少しの光でも、深い眠りを妨げる要因に。遮光性カーテンや、アイマスクなどで工夫して。

TIPS

**食物繊維のビューティ効果。**

食物繊維は消化の助けにもなれば、お腹《なか》まわりのスリミング効果も促します。

*Philosophy 6*

# あらゆる努力を打ち消すストレスホルモンには笑顔で立ち向かいましょう。

美しさとストレスコントロール。これは切っても切れない関係です。なぜならストレスは、あらゆる面から美やアンチエイジングの敵。いい食生活と同じくらい、ストレスマネジメントが、美しさには重要なのです。**忙しさや心配ごとなどで体が過度なストレスを感じると、コルチゾールというホルモンが過剰に分泌されます。これは老化を加速させ、見た目の美しさにも大きな影響を与えます。**お腹まわりに脂肪をつきやすくするという驚きの作用まであるのです。また、無性に食べたくなる衝動にかられたり、無意識に早食いになるため大食いしたり、ダイエット失敗の原因に。免疫力の低下、消化不良、血行不良、シワなど肌トラブルも招きます。それに、暗い顔では、幸せが舞い込んできませんよね。

TIPS

**コルチゾールは美肌の大敵。**

過剰なコルチゾールの分泌は、コラーゲン生成も妨げます。肌が薄くなったり、シワがくっきりと目立ち始めたりする原因に。肌の保湿力やハリも低下してしまいます。

でも、日々の生活でストレスを避けるのは、なかなか難しいもの。上手に解消して、ため込まないことが大事。一日1回10分でも、リラックスタイムをつくりましょう。**簡単なリセット法は深呼吸。**緊張したり不安があったりすると、呼吸に影響が出ます。つらいなぁと思ったときは、まず深呼吸を。ゆっくりとした規則正しい呼吸法は、リラックス状態を引き出すのに最高の手段。ただ床に大の字で寝転がるだけでも、同じくらいの効果があります（やり方はP.67参照）。

**もうひとつ簡単なリセット法は、スマイル。**笑いがコルチゾールを4割も下げてくれるというデータがあります。気持ちが笑っていなくても、顔が笑っているだけで、脳は笑っていると判断して、コルチゾールが下がるのです。そのうえ、免疫力を強くするキラーT細胞生成力もアップ。何より幸せホルモンであるエンドルフィンやセロトニンの分泌が高まり、心地いい気分になれます。スマイルするだけで、不思議な効果があるのです。このビューティ効果を味方につけて、つらさを感じたときほど、ニッコリと笑ってみましょう。「幸せこそが、美しさの泉。最強の化粧品」（19世紀の女性小説家の言葉）。

TIPS

**アロマの力でストレス低下。**

マッサージや、ラベンダーやレモンなどのアロマをかぐことでも、ストレス値は下がるという研究があります。私は緊張するような場面には、好きなエッセンシャルオイルを持っていって、合間にかぐことも。心穏やかになり、リラックスできますよ。

*Philosophy*

# 7

# ティースプーン1杯しかない女性ホルモンだから きちんと自分の味方につけて。

女性が瑞々《みずみず》しく在《あ》るために大切なものが、女性ホルモンです。肌や髪をつやめかせ、毎月のバイオリズムを生む、美と健《すこ》やかさのモト。でも一生でつくられる量は、ティースプーンたった1杯。ひとしずくの女性ホルモンを味方につけ、輝く日々を送りたいですね。

**女性ホルモンの材料と密接な関係にあるものは、油。**心して良質な油をとることが重要です。そして、それ以上に大事なのは、トランス脂肪酸をとらないこと。食べ物のなかで不妊症の一番大きな原因とみなす研究もあるほど、有害なものです。また、精製された炭水化物はインスリン値を上げ、ホルモンバランスに悪影響を及ぼします。血糖値をゆるやかに保つことが女性ホルモンの観点からも大切。やはりいい油と茶色い食べ物が、美

TIPS

**PMSを上手に乗り切るコツ。**

PMS（月経前症候群）の原因は、ホルモンバランスの変化により、生理前と生理中に減少する脳内物質セロトニンの影響が考えられます。セロトニン値が減少すると、手っ取り早く上昇させるために、クッキーなど精製された炭水化物を食べたくなり、太りやすい体質に。また、生理前～生理初めは、血糖値が不安定になりやすく、精製炭水化物の食べすぎが、より血糖値の乱高下を招き、PMSを悪化させます。青魚、卵、ヨーグルトなどいいたんぱく質を毎食とってください。

の要なのです。老化が進むと、ホルモン分泌も衰えてきます。体調のみでなく、心もバランスを崩し、見た目にも影響が出ます。不規則な生活や食事を長年続けていると、ホルモンバランスにも支障をきたします。生理がとまるほどの無茶な食事制限は、老化を加速させているだけなのです。

昔の日本人女性には、更年期障害がなかったといわれています。味噌や豆腐、納豆などをたっぷりとっていたので、大豆由来のイソフラボンが女性ホルモンのひとつ、エストロゲンのような働きをしていたからです。現代では食事の欧米化によりそれらの摂取量が減り、更年期障害の一因に。**昔ながらの和食の美点、つまり精製していない穀類と、魚と大豆、たっぷりの野菜、緑茶、自然のよい食品を食べる（加工食品を食べない）ことが、いつまでも若々しくいるための最高の食事です。**

そして、前項でもお伝えしたストレス解消がとても重要。ストレスホルモンであるコルチゾールが大量にできると、女性ホルモンが少なくなり、ホルモン分泌の衰えを招くのです。ストレスをため込まない人は、そうでない人に比べて10歳若いというデータも。もちろん女性としてパートナーに愛されて、心身ともに満たされる時間を持つことも大切ですよ。

TIPS

**日光浴でも セロトニン値はアップ。**

日光浴でもセロトニン値は上昇しますよ。お天気のいい日は15分ほどお散歩をするだけで、気分もよくなり、精製食品への衝動を間接的にコントロールできます。特に冬はセロトニン分泌が減るので、日光浴が効果的です。

# Step 2 実践

何を食べるか？ いかに食べるか？

# 今日の一食は、その日のためだけでなくあなたの長い人生を創るのです。

日本の女性は本当に可憐《かれん》で頑張りやですね。それだけエネルギーを捧《ささ》げられる仕事や趣味を持ち、興味範囲が広いことはとても素敵です。

しかし、時間に追われ忙しすぎるのでは？　と心配になることも。食事をする時間もない、またはファストフードばかりで栄養をとれていないとしたら、美しい人生を拓《ひら》く原動力を失ってしまうでしょう。今日の一食はその日のためだけでなく、あなたの長い人生を創るものです。輝く人生を送りたいと思う人ほど、キャリアと同様に美にも長期的な視点が大切です。

**ダイエットはライフスタイル。毎日のことだからこそ、続けやすくするアイデアや準備が必要です。**どんな食材をストックしておくか、時間がないときはどんな食事をするか、外食のときはどうするか。あなたらしい聡明さとクリエイティブな感性を発揮して、栄養に無頓着でもなく、ストイックに構えすぎるのでもない、スマートな食のモデルをつくり出しましょう。

ただし、いつも１００％の力を出していては何事も続きません。８割は頑張っても残りの２割は息抜きを。人生を楽しみましょう。それはダイエットも同じことです。

Ｓｔｅｐ２では、Ｓｔｅｐ１の食のフィロソフィーをベースに、美しい食事スタイルの参考になるような、ちょっとしたコツと食事シーン別に美人効果を高めるアイデアをまとめてあります。油についても、料理の脇役使いは卒業。上手なとり入れ方を知り、多彩に使いこなしてみましょう。

前作を読んで、「エリカさんは普段どんな食事をしているの」「どのくらいの量を食べるの」という質問をいただいたので、ちょっと恥ずかしいけれど、実際に食べたものを少しだけ公開しました。お酒とアイスクリームに関する疑問を寄せてくださった方も多かったので、まとめてみました。Ｓｔｅｐ２で紹介しているのは、あくまでも一例。ライフスタイルやお料理の腕に合わせて、本を超え、どんどんあなたらしい食のバージョンアップに励んでくださいね。

# エリカの1週間食日記

「毎日何を食べているの」という質問にお答えして、デジカメで撮影した写真を公開。1週間を通して、どんなふうに、どのくらい食べているか、参考にしてくださいね。

1st day

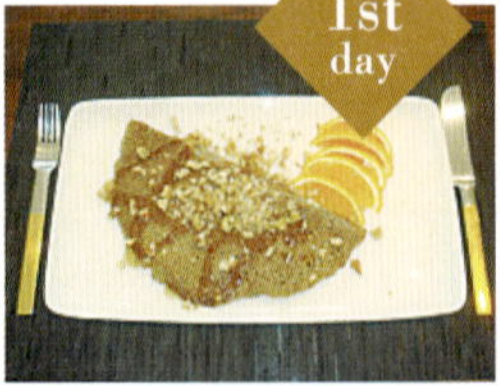

（朝）そば粉と玄米粉で作った、パンケーキ、刻んだクルミとメープルシロップを添えて。間食はパイナップル。パンケーキは休日の定番です。

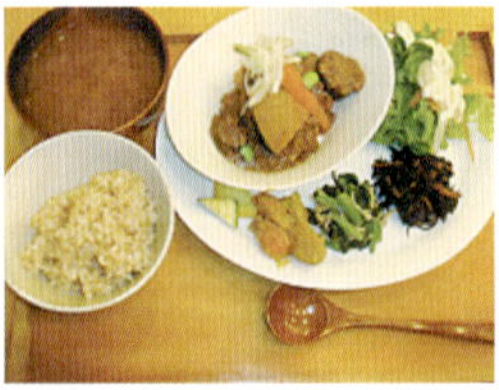

（昼）外食。玄米にメインは麻婆豆腐&茄子。野菜の副菜が多いのがいいですね。間食はダークチョコをひとかけ。

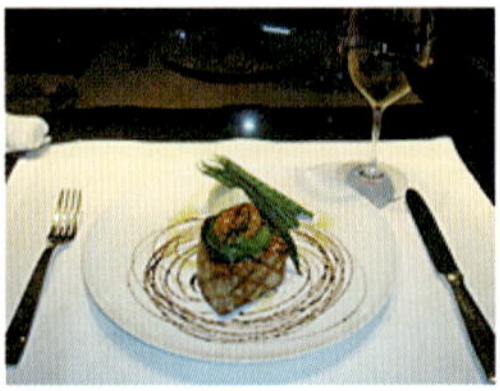

（夜）外食。マグロのグリルオリーブのせ、蒸しインゲン、マッシュポテト、オリーブオイルのソースで。赤ワインを1杯。

2nd day

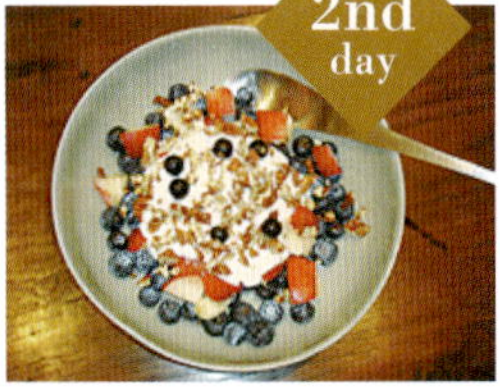

（朝）プレーンヨーグルトにフルーツたっぷり。ブルーベリー、白桃、プルーン、そしてピーカンナッツを。

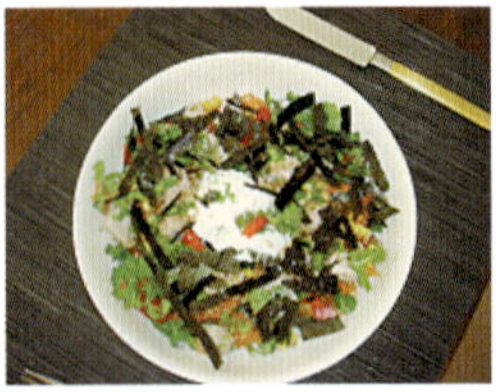

（昼）スーパー美人サラダは、ロケット、カッテージチーズ、ツナ、イタリアンパセリ、アーモンド、海苔《のり》など。

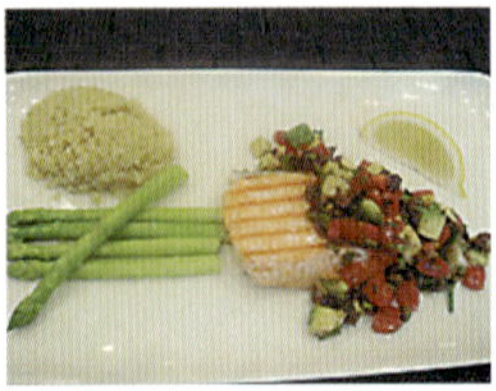

（夜）キノアとアスパラ、サーモン・グリル。添えたサルサソースには、アボカド、トマト、コリアンダーが。三食自宅でいただきました。

3rd day

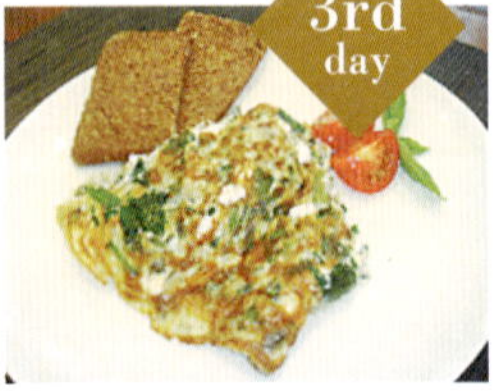

（朝）バジルやアスパラ、ほうれん草、野菜たっぷりのオムレツ。フェタチーズを入れて、コクを出します。

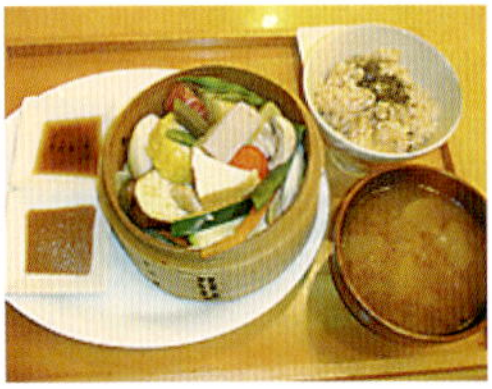

（昼）外食。色とりどりの蒸し野菜を2種のタレで。玄米と、味噌汁。蒸すと野菜は甘くなっておいしい。

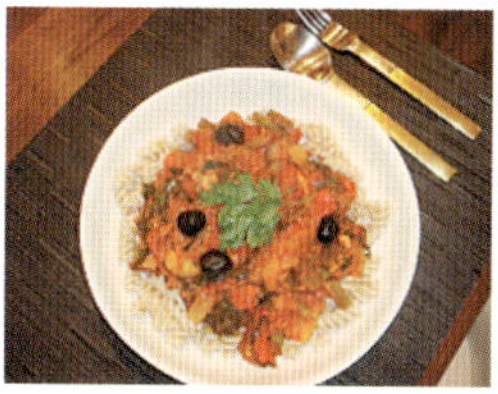

（夜）玄米パスタ。ソースは、玉ねぎ、ほうれん草、小松菜、ブロッコリー、茄子、緑の豆、赤パプリカ、オリーブ。

4th day

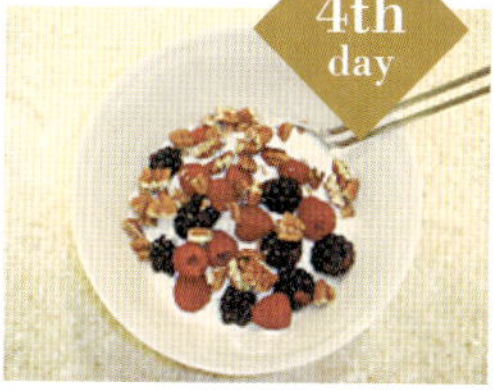

（朝）ヨーグルトに抗酸化力No.1のふたつのベリーと、アンチエイジング効果のあるピーカンナッツをのせて。

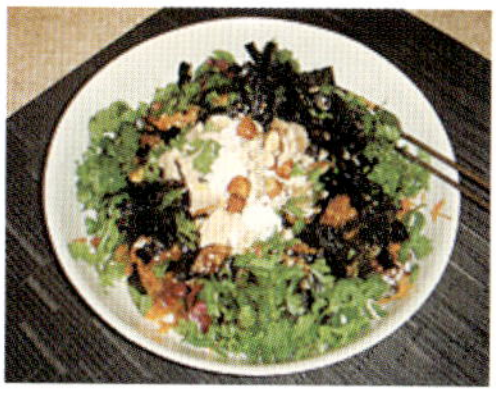

（昼）美人サラダの別バージョン。大豆とサーモン缶、カッテージチーズとたんぱく質が多め。すりおろしにんじんも。

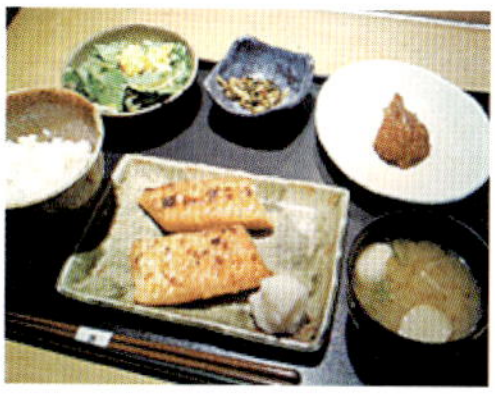

（夜）外食。焼き魚がメイン。右は茄子の味噌炒め、お味噌汁の具も里芋と野菜が多くとれるメニューです。

5th day

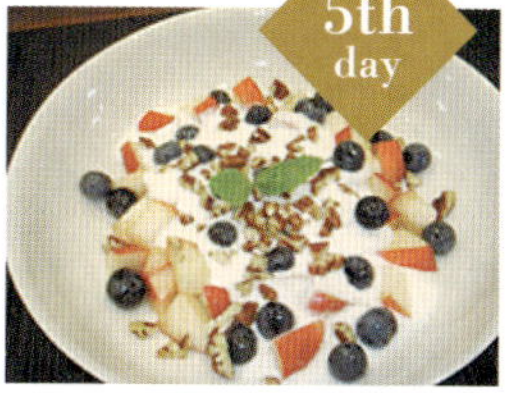

（朝）ヨーグルトと白桃、ブルーベリーにピーカンナッツ。有機栽培の果物なので栄養価の高い皮ごとを。

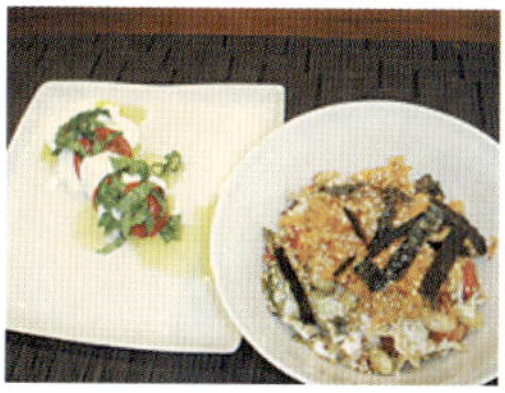

（昼）豆腐カプレーゼと、美人サラダの別バージョン。今回は青菜系より、トマトやすりおろしにんじんがたっぷり。

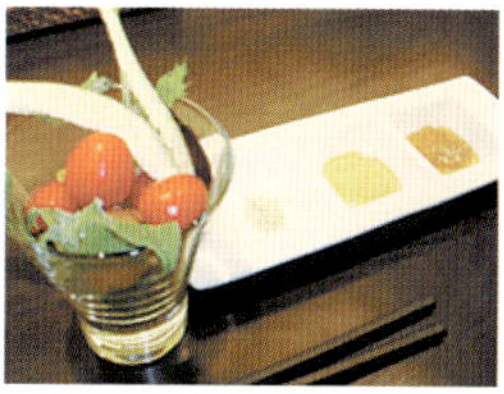

（夜）外食。8枚連続で、農家の台所(P.91参照)の、野菜のコース料理です。野菜スティックを3種のタレで。

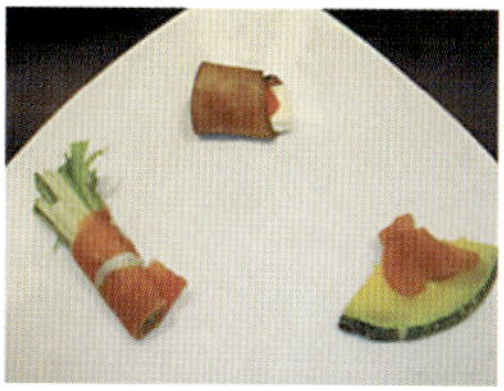

前菜：メロンとカラスミ、チーズとソテーした茄子、水菜と大根と生ハム。どれも好相性でした。

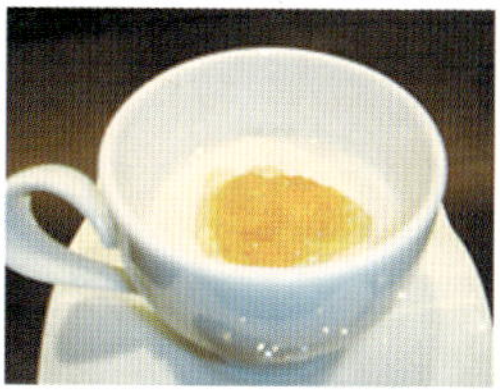

ビシソワーズに、ジュレソース。まだ暑い夏の晩のこと。喉ごしと冷たさもおもてなしのひとつ。

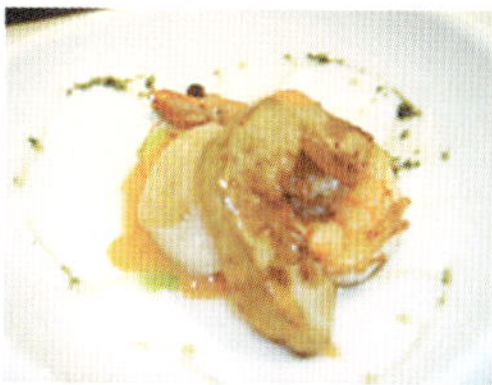

メインはホタテとエビとかぼちゃのグリル。グリーンのソースがさわやかなアクセントに。

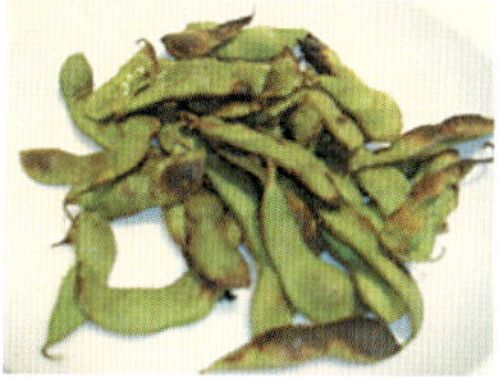

枝豆のグリルは初体験。より甘みが濃厚になり、香ばしさも加わっておいしかったですよ。

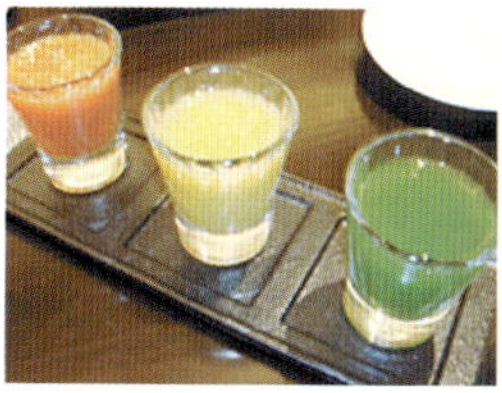

にんじん、黄色のトマト、葉物野菜の、3種の野菜ジュースです。目にも美しい鮮やかさです。

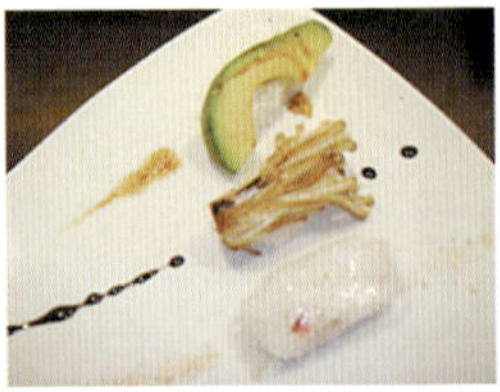

これも珍しい、野菜のお寿司です。アボカド、えのき、野菜で作った透明なゼリー、どれも美味でした。

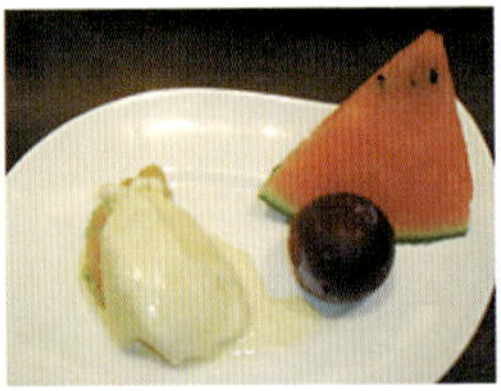

最後はデザート。スイカ、ブドウに、ソルベ。フルーツ多めなのがうれしいですね。

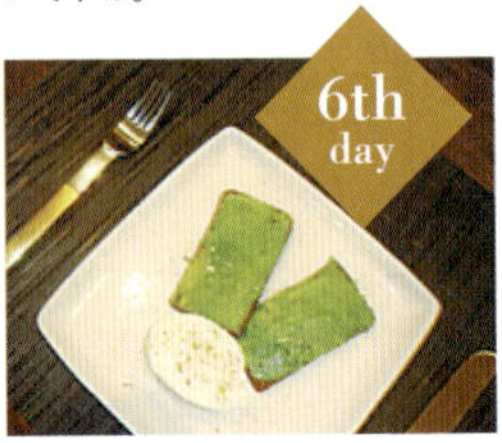


（朝）ライ麦100%パンをトーストして、アボカドをのせ、オリーブオイルをたらり。ポーチドエッグを添えて。

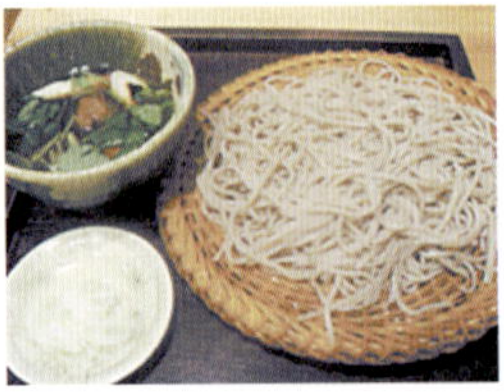

（昼）外食。おそば屋さんで鴨南蛮。サイドディッシュに湯葉入りのおひたしを加え、野菜をプラス。

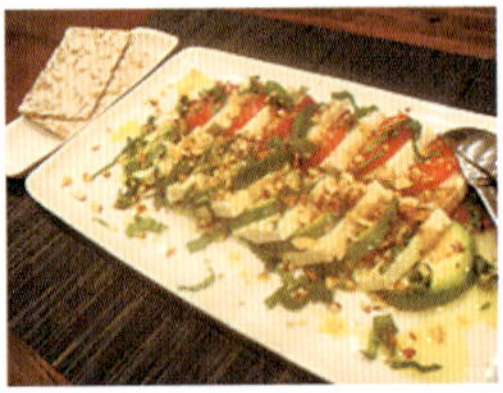

（夜）またまた登場、豆腐のカプレーゼです。夏場は特にテーブルにのる頻度が上がりますね。

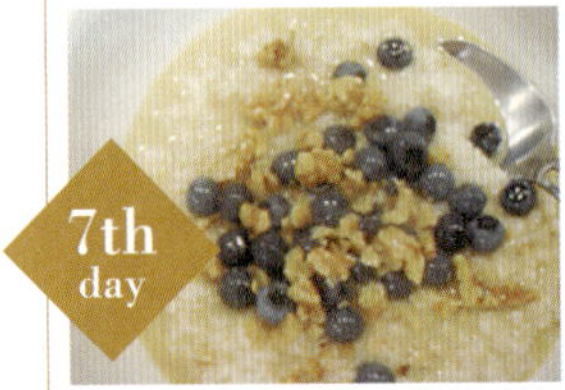


（朝）ブラウンライスのミュレット（シリアルの一種）を煮て、豆乳、メープルシロップなどを加えたお粥です。

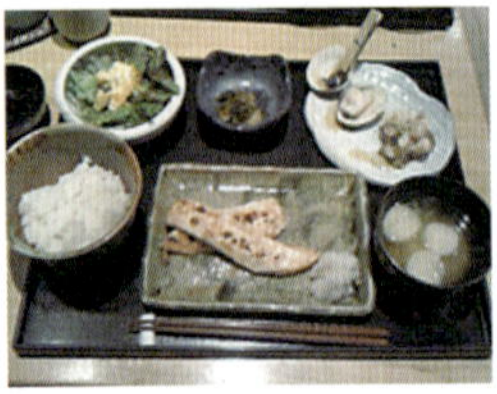

（昼）外食。ご飯、里芋のお味噌汁に、メインは焼き魚。サラダ、はまぐりなど、いろいろを少しずつ。

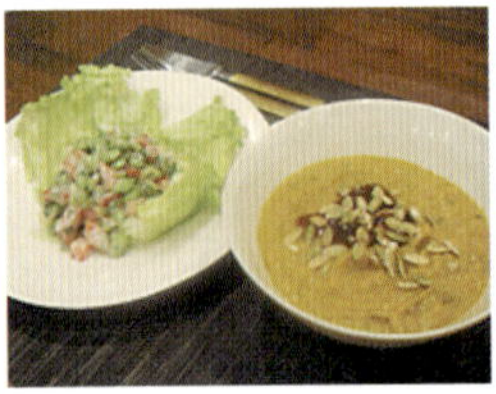

（夜）枝豆、サーモン、トマトをヨーグルトサラダに。スープはかぼちゃとさつまいも。これで炭水化物は十分。

## 思いのほか量が少ない？意外に外食も多い？

参考になったでしょうか。

お腹は十分満足していましたよ。朝は毎朝グリーンカクテル（青汁）を飲んでいましたし、毎日間食に、パイナップルなどの果物やダークチョコ、スムージーなどをとっていますから、このくらいで十分なのです。コース料理は品数が多かったけれど、野菜なので、次の日はほぼふだんどおりの食事。もっと重いお料理だったら次の日で調整。全体的に軽くする形にします。でも朝食抜きはNG。少しでも口に入れて、体内時計のリズムを崩さないで。

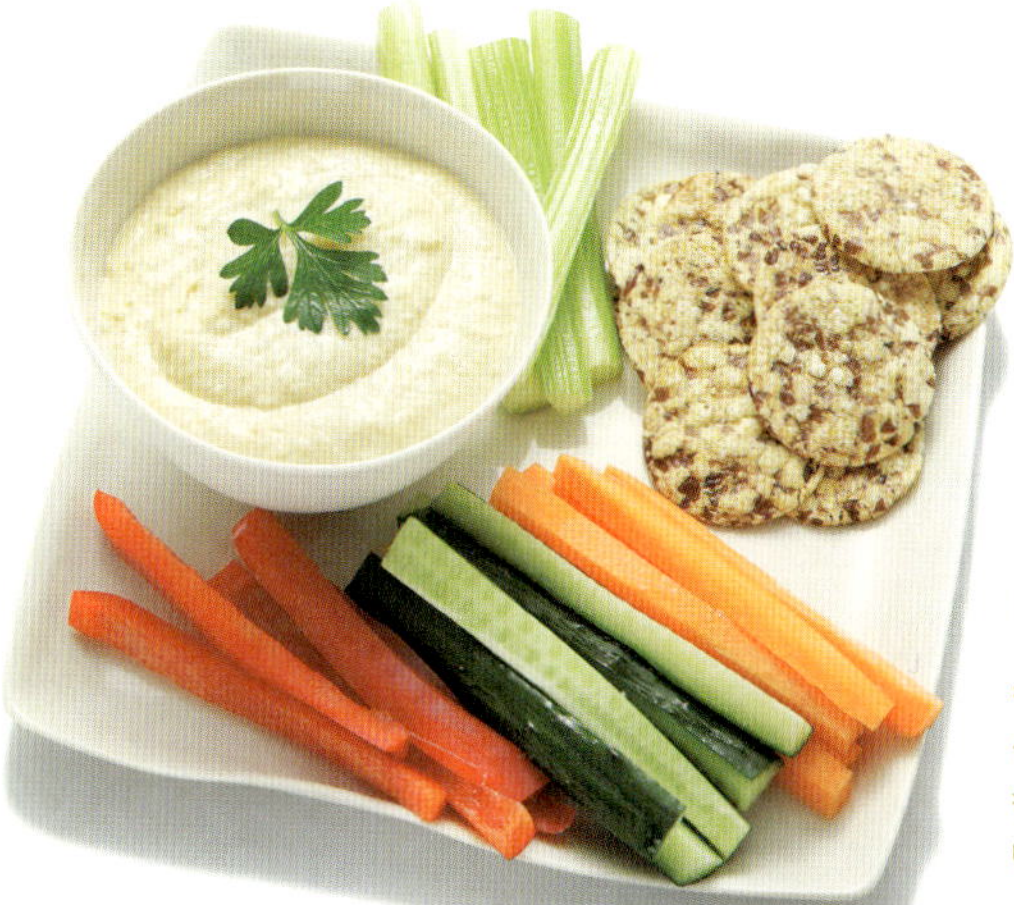

## 自宅でのおもてなしも<br>ビューティメニューで。

ゲストをお招きするときも、おいしくて美しくなれるお料理でお迎えしたいものです。とても簡単に作れる、2品をご紹介します。ぜひ試してみて。

### ひよこ豆のフムス・ディップ

＊エジプト、イランなど中東のお料理で、にんにくとスパイスの香りが病みつきになる一品。ひよこ豆がじゃがいものような質感なので、オイルとあいまって、もったりとクリーミーでおいしい。

《材料》(8人分)
ひよこ豆の水煮　1缶(425g)
水煮の缶汁
レモン汁　1個分
にんにく　2かけ(みじん切り)
練りゴマ　大さじ1.5
塩(自然海塩)　大さじ1/2
エクストラバージン・オリーブオイル　100mℓ
クミンパウダー　少々
ハラペーニョ　大さじ1(粗みじん、お好みで)

《作り方》
ひよこ豆をミキサーかフードプロセッサーに入れ、ペースト状になったら残りの材料を加える。クリーミーになったら完成。

付け合わせとして、野菜スティックのほか、オーガニックの豆のチップス(ノンフライ)や、白ゴマのおせんべいがベストマッチ。

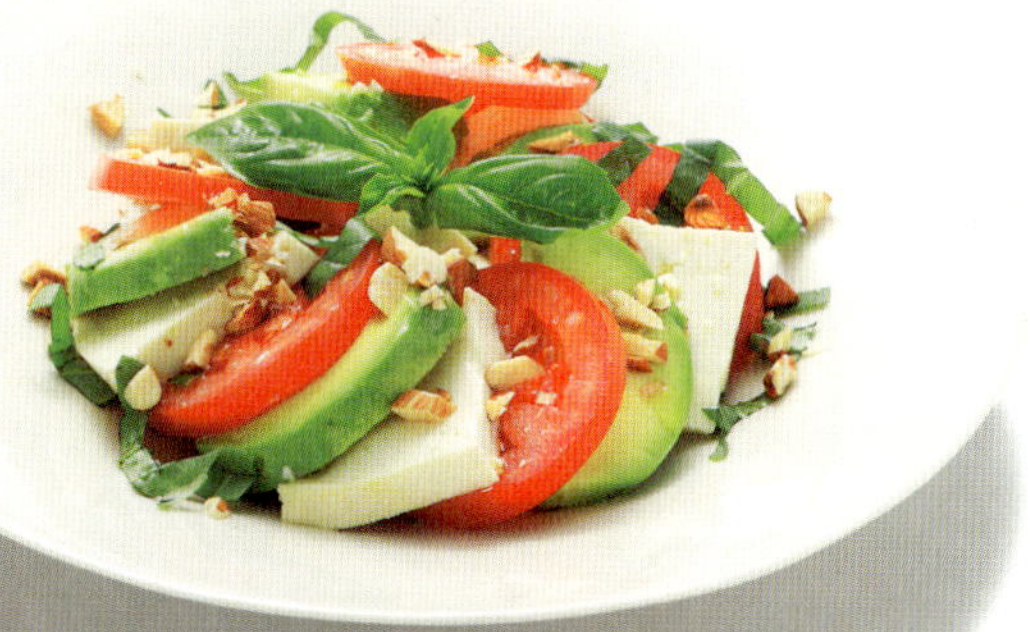

### 豆腐カプレーゼ

＊モッツァレラチーズを使わず、豆腐でおいしいイタリアン。大皿にたくさん作れば、色鮮やかでテーブル映えするパーティメニューに。少量作って、おうちごはんにもおすすめです。

《材料》(4人分)
絹ごし豆腐　1丁(15分ほど水きり)
トマト　2個
アボカド　1個
バジル　1/2カップ(しそでも美味)
クルミ、アーモンド、松の実などのナッツ類　大さじ1
エクストラバージン・オリーブオイル　大さじ2
バルサミコ酢　大さじ1
塩、コショウ　各適宜

《作り方》
**1.** 材料を切る。豆腐は短い辺を半分にしてから、7mmくらいの厚みに。薄すぎると崩れやすく、取り分けにくくなるので注意。トマトとアボカドは、5mmくらいの厚さに切る。クルミなどのナッツ類とバジルはざくざくと粗く刻む。
**2.** 皿に盛り付ける。トマトとアボカドを交互に、豆腐でサンドするように重ねる。上にバジルとナッツを散らし、オリーブオイル、バルサミコ酢、塩、コショウで作ったドレッシングを振りかける。

*Practice*

# 白いものから茶色のものへ。美女の常識を実践しましょう。

**まずは3割混ぜることから**

世界の美女たちに限らず、玄米食の方が随分増えたようです。玄米は白米の4倍の食物繊維量で、貴重な栄養素も含まれています。パサつき、硬さが苦手という人は、白米に玄米を2、3割入れるところから始めましょう。お腹がゆるくなる人は、よく噛んでみて。白い食べ物は、体をむくみやすくします。茶色い食べ物に代えると解消されますよ。

## 玄米を身近にするコツ

### 1

**買い方のコツ**

丸ごといただくものなので、できるだけ有機栽培のものを。P.19の有機JASマークを参考に。

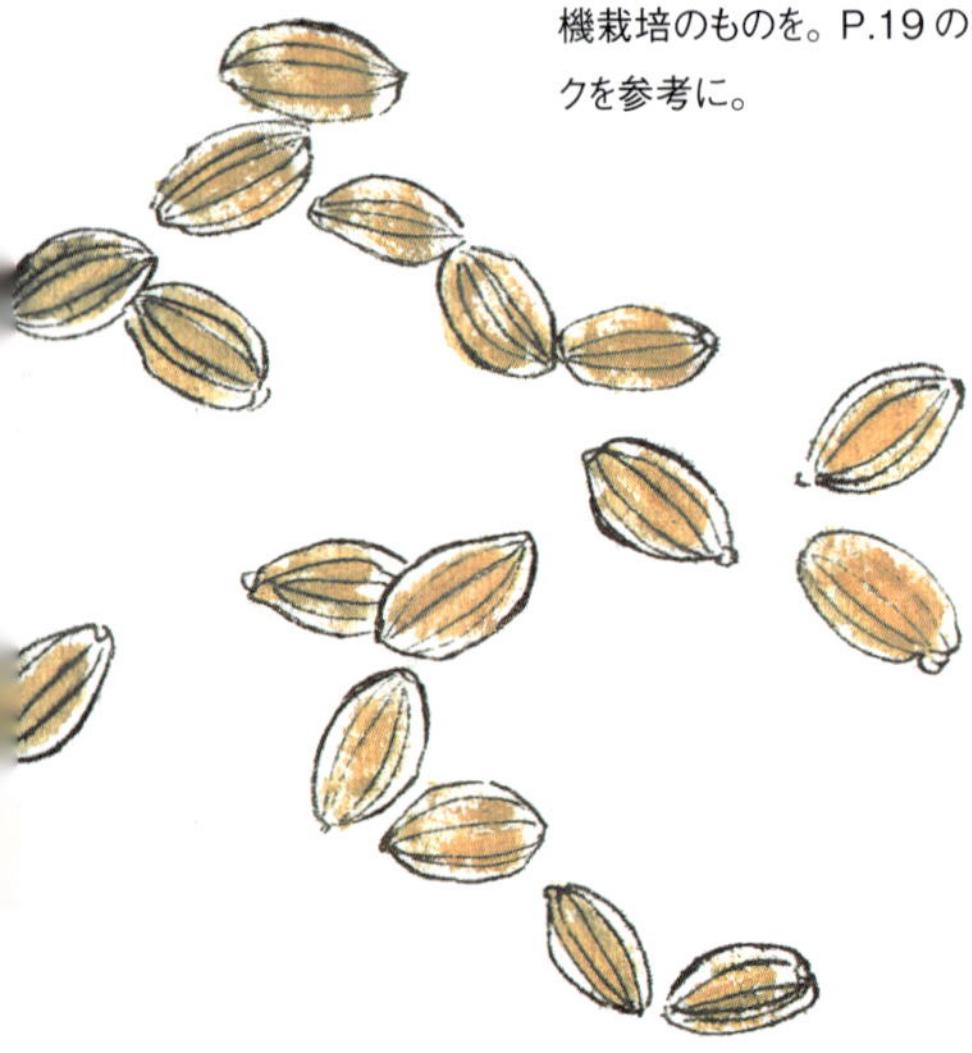

# 2

## 炊き方のコツ

・よく浸水させる。
・炊飯器の玄米コースか、圧力鍋で。
・パサつきが気になる人は、炊飯前にオリーブオイルをひとさじ入れて。

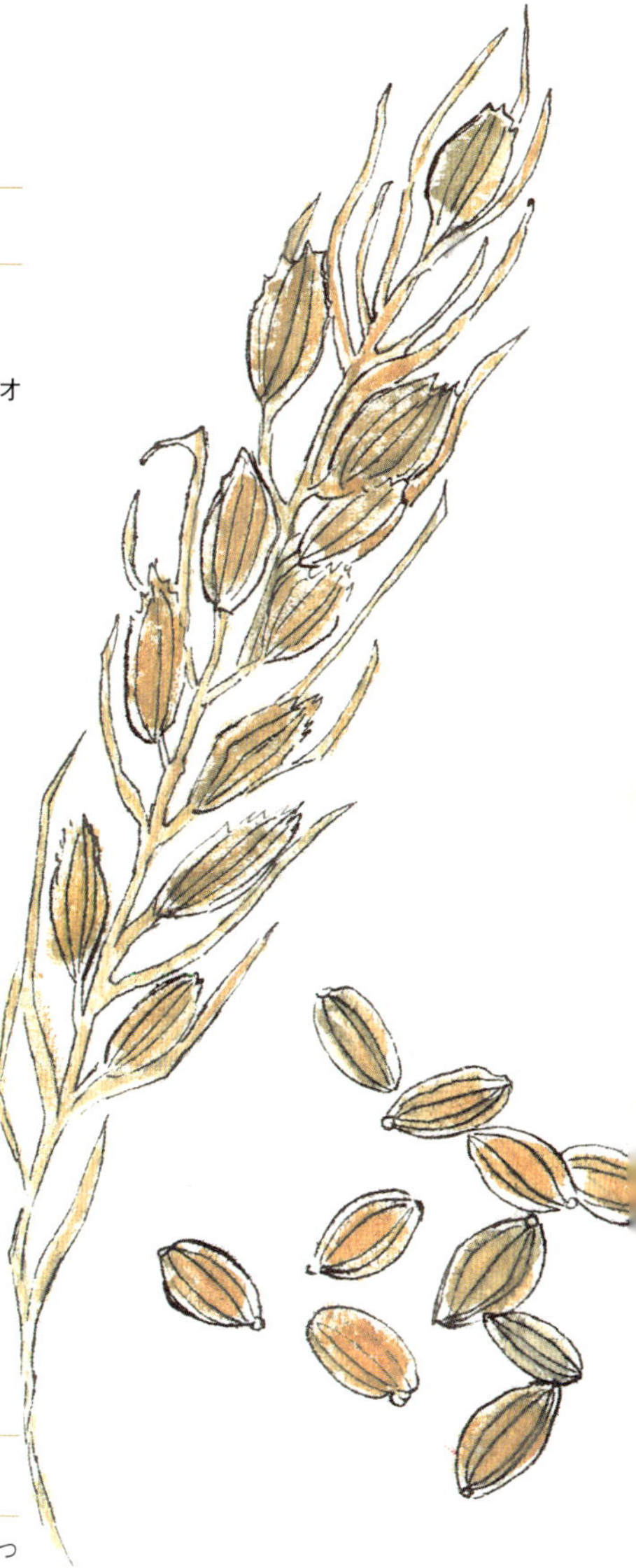

# 3

## おいしいメニュー

・ちらし寿司、太巻きに。白米と食感も違い、新感覚のおいしさ。スタイリッシュなおもてなしレシピに。
・雑炊、カレーに。玄米のパラパラ具合がむしろベストマッチ。
・炊きこみご飯に。大豆缶やツナ缶、そしてお醤油少々と炊きこめば、たんぱく質、オメガ３も合わせてとれます。

# 4

## 雑穀も食べよう

食物繊維たっぷりの雑穀も、種類によって効果がいろいろ。南米の栄養抜群ヘルシーフードのキノアやアマランサスはおすすめの食材。赤米や黒米はポリフェノールたっぷりで抗酸化も期待。雑穀も玄米同様丸ごと食べるものなので、できるだけ有機栽培のものを買うようにしましょう。

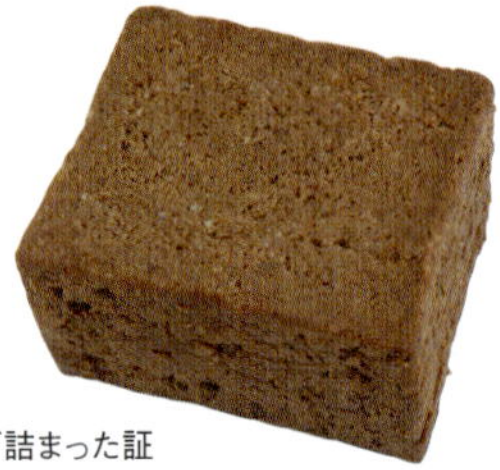

玄米以外の茶色いもの❶

# 麺・パスタ・パン

### ライ麦パン

どっしりとした重みは栄養が詰まった証し。よく噛めば、一枚で十分な食べごたえです。そのままよりも、軽くトーストして食べると風味がアップ。アボカドやトマトをトッピングしてもおいしいの。

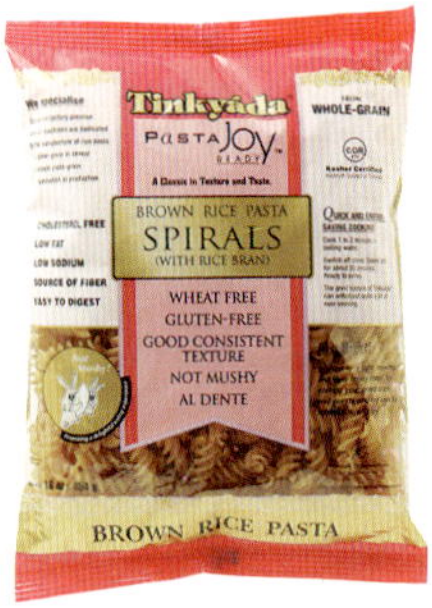


### ブラウンライス・パスタ

玄米でできたパスタです。これはショートタイプですが、いろいろなものがあるので、ソースに合わせて選べます。小麦でできたものよりも軽い食感。小麦のグルテンが体に合わない人には、特におすすめです。

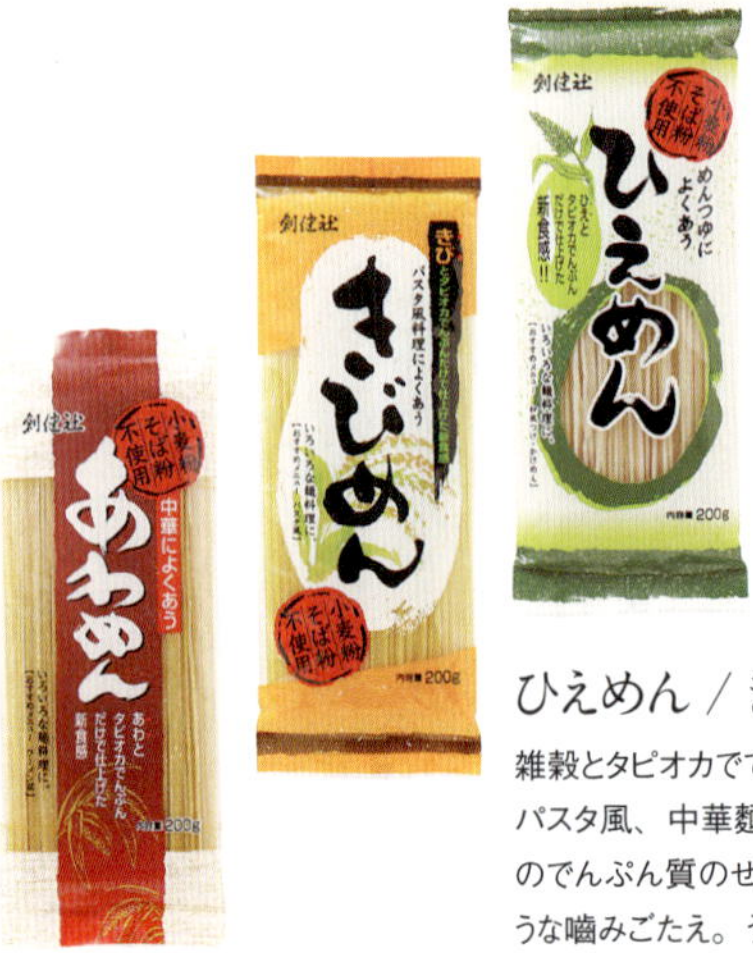


### ひえめん／きびめん／あわめん

雑穀とタピオカでできた麺です。それぞれ、うどん風、パスタ風、中華麺風とテイストが異なります。タピオカのでんぷん質のせいか、硬めに仕上げると、冷麺のような噛みごたえ。うどんやラーメンが何より大好きな人には重宝するでしょう。

## パンや麺類も工夫してみて

食の喜びはそのままに、血糖値をゆるやかに保てる、ビューティ食材の選び方をお教えします。例えば、パン。私がよく食べるパンは、ライ麦のもの。ライ麦でなくても、粒全体を使った全粒粉のパン（ドイツパンなど）がおすすめ。ふわふわの白パンはトランス脂肪酸や白砂糖がたっぷり潜んでいることを忘れないで。市販のコーンフレークも精製された穀類に加え、白砂糖が入っているものがほとんどなので要注意。

　麺はそば粉たっぷりのおそばがベスト。パスタは全粒粉のものが比較的手に入りやすいようです。雑穀麺は、うどんなど全粒粉製が見つけにくいものの代わりに。

玄米以外の茶色いもの❷

# 天然甘味料

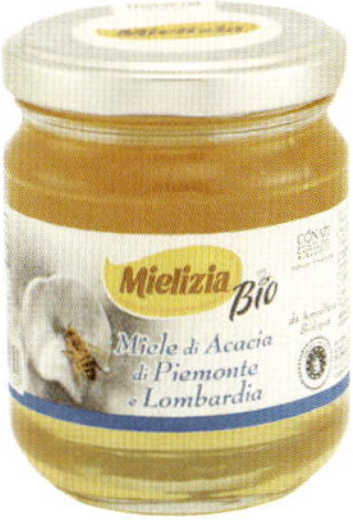


## はちみつ

原材料を必ずチェックして選んで。低価格のものはブドウ糖液が混ざっているものがほとんどです。天然のはちみつ100%（未加熱）を選びましょう。酵素を含んでいるので、ビューティ効果アップ。ビタミン、ミネラル、抗酸化物質も微量に含み、天然の抗菌作用も。

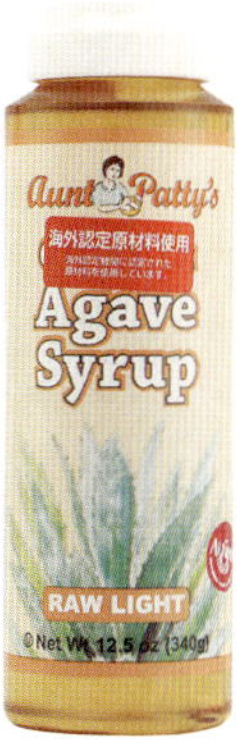


## アガベシロップ

リュウゼツランというメキシコ原産のアロエのような植物からとれる蜜で、もとはネイティブアメリカンの甘味料。白砂糖の約 1/3 の GI 値なのに、甘味度は約 3、4 割高い優れもの。あらゆる甘みのなかで一番 GI 値が低く、栄養素も入ったシロップです。まだなかなか手に入りにくいのと、少々価格が高めなのが残念。さっぱりとしたくせのない甘みなので、淡い味の料理やお菓子作りに。

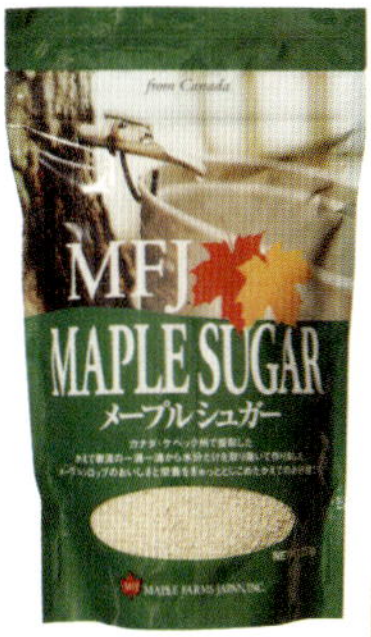


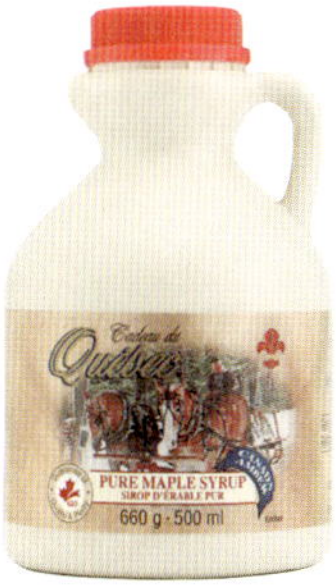


## メープルシュガー・メープルシロップ

どちらもカエデからとれる、天然の甘味料。アガベシロップより GI 値は上回りますが（黒砂糖よりは低い）、手に入りやすく価格も手ごろです。ミネラルも含まれ、パンケーキにかけると贅沢な深い味わいに。色の濃いものと薄いものがあります。濃いタイプ（アンバー）は、こっくりしたお醤油味の煮物などにもおすすめです。

## 砂糖のとり方が美の分岐点

白い砂糖の中毒性は麻薬なみです。過剰摂取は老化を加速。シミ・シワ・たるみ・むくみの原因にも。はちみつや黒砂糖など、精製されていない甘みに代えましょう。内側から美しくなれ、甘いものがやみくもに欲しくなることがなくなります。お料理にも最適。

グラニュー糖をたっぷり使ったお菓子は確かにおいしいもの。決してダメとはいいません。でもそれはたまのご褒美に。市販品のお菓子はほとんどが、トランス脂肪酸と白砂糖のコンビで、これぞ美の大敵。できるだけ避けて。また低カロリーだからといって、人工甘味料にスウィッチしても美は創れませんよ。

*Practice*

# いい油は、食べる美容液。化粧品よりもお金をかけて。

## 美肌は上手なオイル使いから

いい油は最強の美容液。毎日のお料理で使う効果は絶大です。選び方、使い方、保存の仕方など、あらゆる意識を変えましょう。

特にオリーブオイルは、オメガ9やビタミンE、豊富なポリフェノールの含有を誇り、抗炎症・抗酸化効果もあるビューティオイルです。ただし、とりすぎは太るので、一日大さじ1～2杯を目安に。

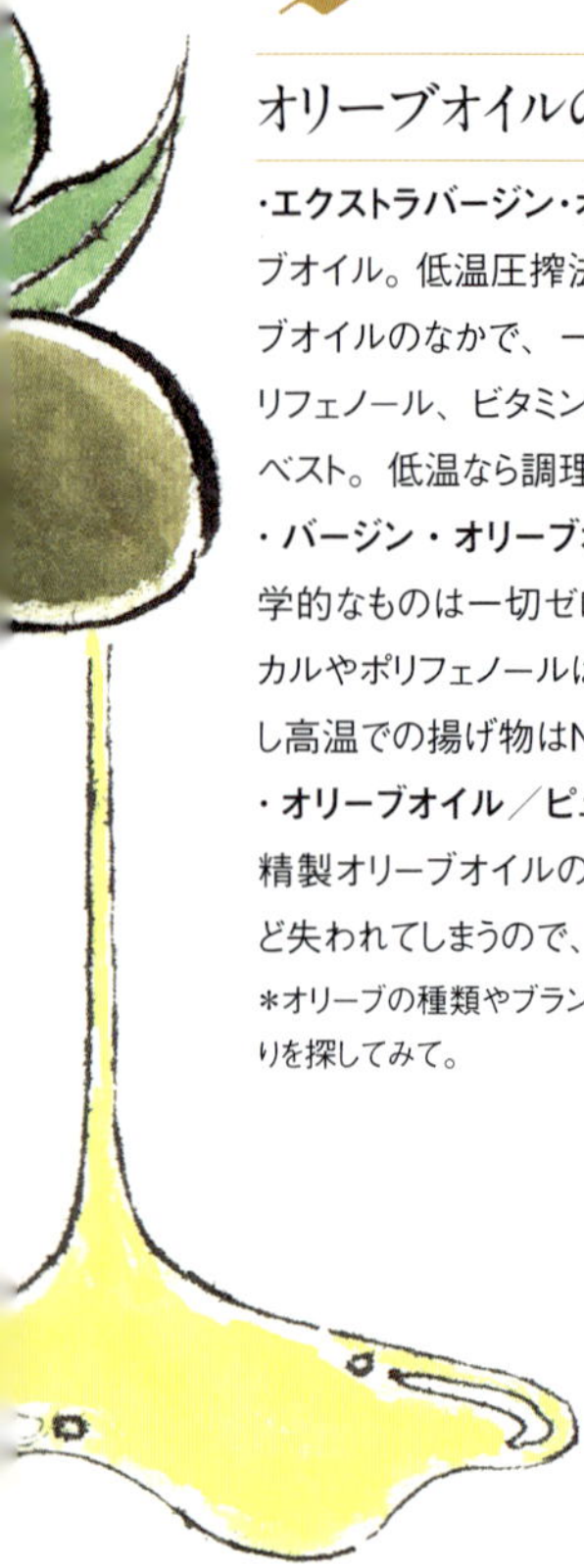

### 油をよく知るためのヒント

### 1

### オリーブオイルの種類

**・エクストラバージン・オリーブオイル：**一番搾りの未精製オリーブオイル。低温圧搾法で作られ、化学的なものはゼロ。オリーブオイルのなかで、一番クオリティが高く、抗酸化物質、ポリフェノール、ビタミンEの含有量が最も高い。生で使うのがベスト。低温なら調理に使っても可。

**・バージン・オリーブオイル：**二番搾りのオリーブオイル。化学的なものは一切ゼロの未精製油。一番搾りよりフィトケミカルやポリフェノールは低くなる。加熱に向いている油（ただし高温での揚げ物はNG）。

**・オリーブオイル／ピュアオイル：**バージン・オリーブオイルと精製オリーブオイルのブレンド。精製過程で栄養素がほとんど失われてしまうので、あまりおすすめしません。

＊オリーブの種類やブランドにより味わいは千差万別なので、お気に入りを探してみて。

## 2

### 生《なま》で使うのがベストの油

エクストラバージン・オリーブオイル、アボカドオイル、パンプキンシードオイル（オメガ6とオメガ9が主）、ゴマ油（未精製の茶色いものを）

＊スープや味噌汁にたらしたり、バターの代わりにパンにつけてどうぞ。

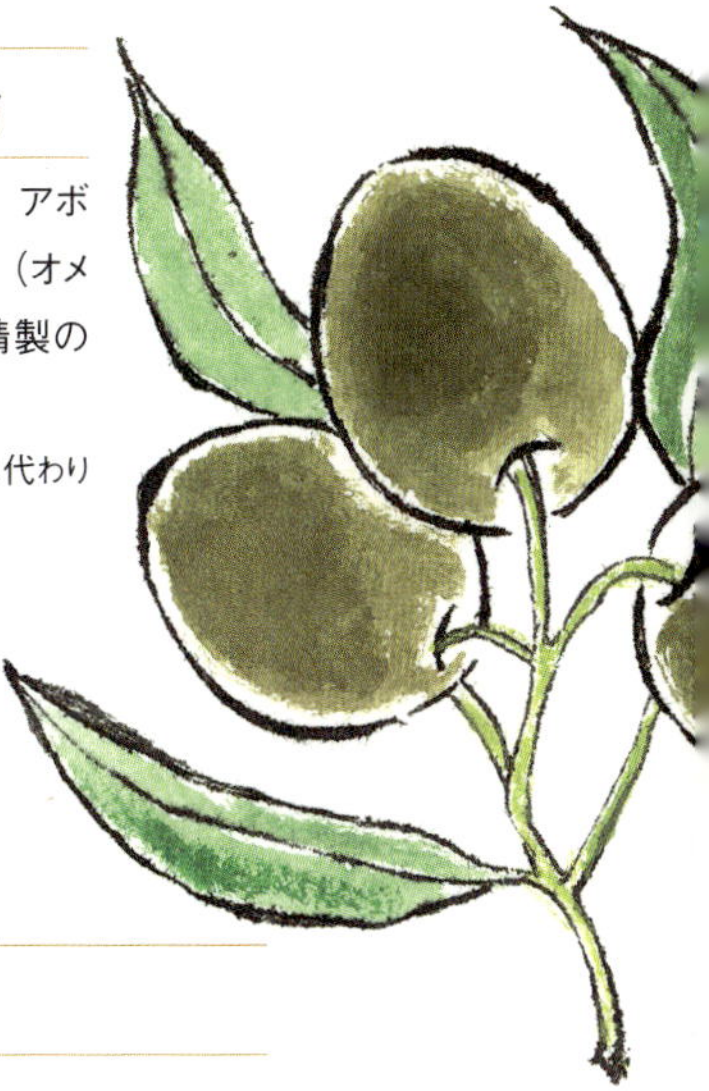

## 3

### 加熱に向いている油

バージン・オリーブオイル、マカダミアナッツオイル（くせがなく使いやすい）、グリーンナッツオイル（オメガ3を約 50%も含有する高機能オイル）、ゴマ油（未精製の茶色いものを）、ココナッツオイル（ココナッツのほのかな香りも楽しめ、パンケーキにも最適）

＊ただし、油は、揚げるとトランス脂肪酸が生じます。揚げ油をストックして二度使いするのは完全にアウトです。

## 4

### いい油の条件

・未精製のもの。

・低温圧搾製法またはコールドプレスと明記してあるもの。

・遮光性の瓶（茶、紫、緑など暗めの色ガラス）入りのもの。

＊油には農薬が蓄積しやすいため、できるだけ有機栽培のものを。

## 5

### お手製ドレッシング

基本は、お好みのオイル3に対し、お酢1と塩コショウを混ぜるだけ。ワインビネガーやリンゴ酢ならさわやかに、バルサミコ酢ならコクのある味わいに、レモンやカボスならフルーティに。ハーブ、またはマスタード、はちみつ小さじ1を加えても風味豊かに。塩の代わりに醤油にすると和風テイスト。野菜だけでなく、蒸したり焼いたりした肉や魚にも合いますよ。

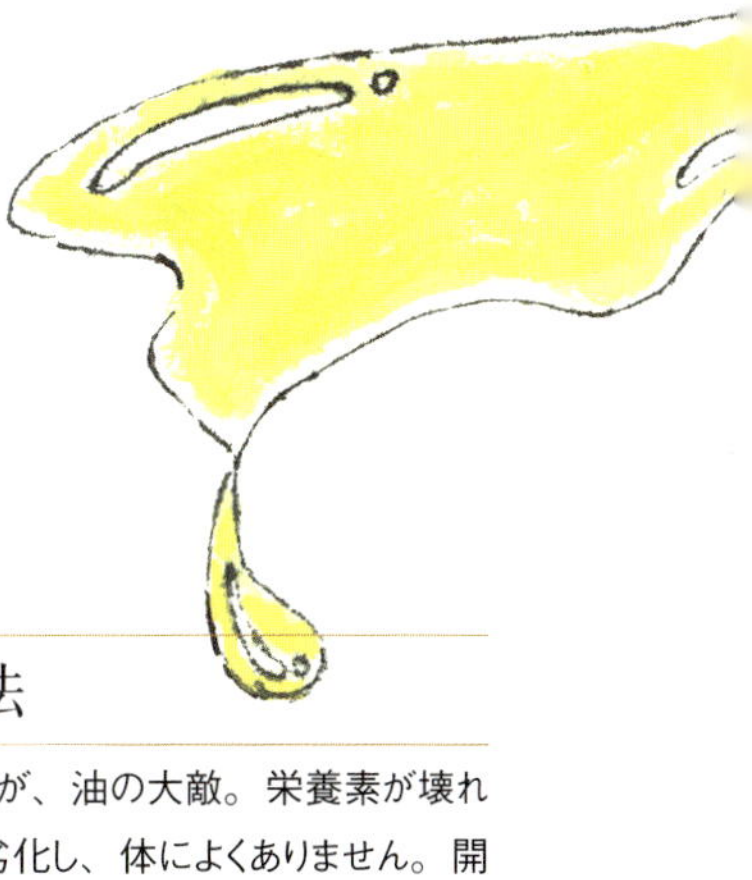

## 6

### 保存法

光・高温が、油の大敵。栄養素が壊れるうえ、劣化し、体によくありません。開封後はしっかり蓋を閉め、冷暗所で保管し、できるだけ早く使い切って。

*Practice*

# トマトの栄養効果と手軽さは美的効果のクイーン的存在よ。

## オリーブオイルと最高のペア

そのまま食べても十分おいしいけれど、リコピンの効果を最大に高めるには、加熱して油と一緒に。トマトソースなどが最適。生で食べるときもオイルをひとたらし。

プチトマトは栄養価が高いうえ、手軽に食べられるのも便利です。ホールトマトの水煮缶も保存がきいて便利ですし、トマトピューレも上手に利用して。

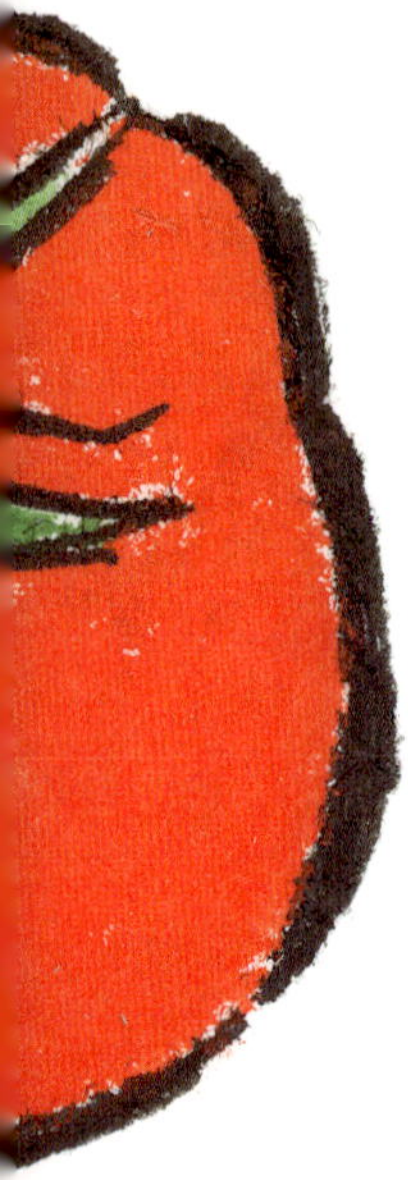

### トマトの食べ方アイデア

**1**

#### トマトジュース、ピューレでらくらく

・肉、魚、豆などをホールトマトで煮込む。特にチキンとは好相性。
・ご飯と冷凍野菜をトマトジュースで煮込んで雑炊に。
・炒めた野菜にトマトピューレと少しのお水で、簡単トマトソース。肉や野菜にかけても、パスタやおそばとあえてもおいしい。

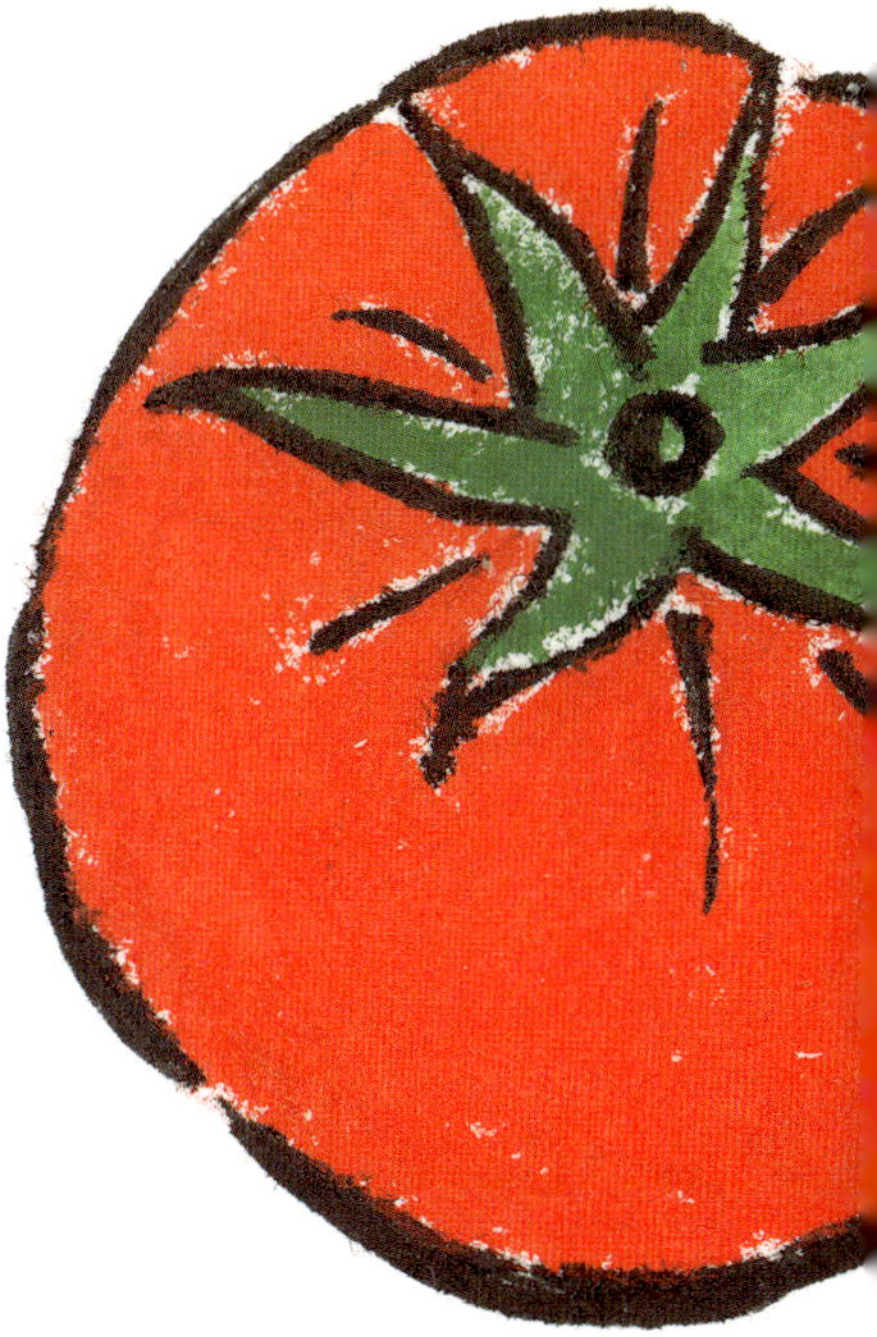

## 2

### さっと加熱して

・くし形切りして、卵とさっと炒めて。

・豆腐、きのこと煮込んで中華スープに。トマトは最後に加え、火が通る程度に。好みでお酢と一味唐辛子を。

・簡単洋風リゾット。ざく切りトマトとにんにく少々をオリーブオイルで炒め、玄米ご飯、ツナ、水を加えひと煮立ち。ハーブもお好みで。

## 3

### 生をいかして

・マリネサラダ。5mmくらいの薄切りにして、みじん切りの玉ねぎとオリーブオイル、酢、塩、コショウのマリネ液に漬けて冷やす。マリネ液にはお好みのハーブを入れても。

・トマトサルサ。1cmくらいの角切りにして、オリーブオイル、塩、コショウで味付け。冷ややっこ、全粒粉パン、ソテーした肉や魚にのせたり、おそば、パスタにあえたり。

## 4

### ヘルシーな間食や夜食に

・会社の冷蔵庫や自宅にプチトマトを常備。小腹がすいたらプチトマトはどう？ 包丁いらずの手軽さは、会社でもありがたいですね。

・はちみつをたらしてもフルーツ感覚でおいしいですよ。

・トマトを刻み、水と煮込むだけで簡単スープに。トッピングはオリーブオイル、粉チーズ、長ネギ、ハーブなどお好みで。腹もちも消化もいいので、遅い帰宅時にも。

*Practice*

# アボカドの実力は美容液効果と手のかからなさね。

## 常備野菜に加えて

アボカドにはオリーブオイルと同じオメガ9の良質な油がたっぷり。肌がしっとり潤うだけでなく、ビタミンEも豊富で、血行を促進。食物繊維も多く含まれ、腸内美化にも最適です。抗酸化成分と酵素も含んでいて、体の働きを高めます。半分を2、3日に1回（毎日だったら4分の1個）で、十分な美容液効果がありますよ。

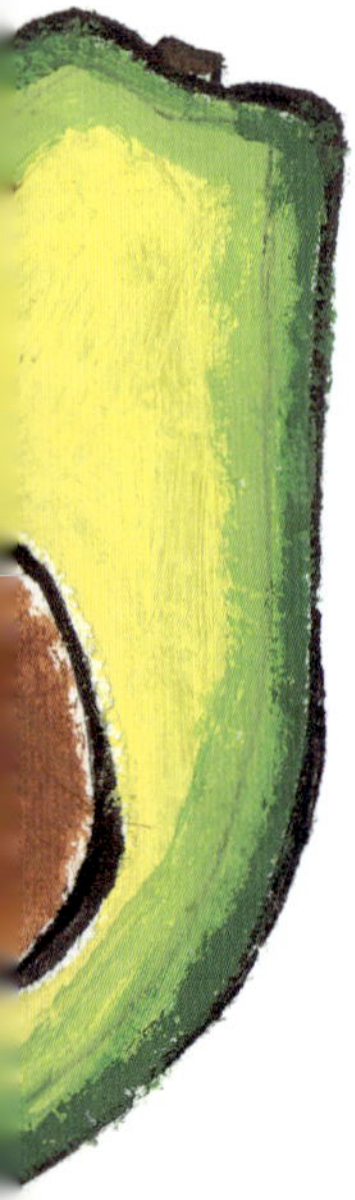

### アボカドの食べ方アイデア

### 1

### 選び方・切り方・保存法

- ふっくらして、皮がへこんでいないものを。
- 皮が緑から黒っぽくなったら食べごろ。
- 縦半分に包丁を入れる。両側をねじると、種から身が外れる。残った種は包丁の角を突き刺してから、軽くひねるととれる。
- 切ると２時間ほどで酸化し茶色くなってしまうので、ディップなどはあまり作りおきしないで。残った半分を保存するときは、皮を残し、切り口にレモン汁をかけ、ラップをして冷蔵庫に。

## 2

### 切るだけ、つぶすだけ

・フォークの背で簡単につぶれます。オリーブオイル、塩、コショウとともに、パンにのせて。バターの代わりになり、おいしい。
・薄くスライスして、お刺身風に。わさび醤油やポン酢でさっぱりと。

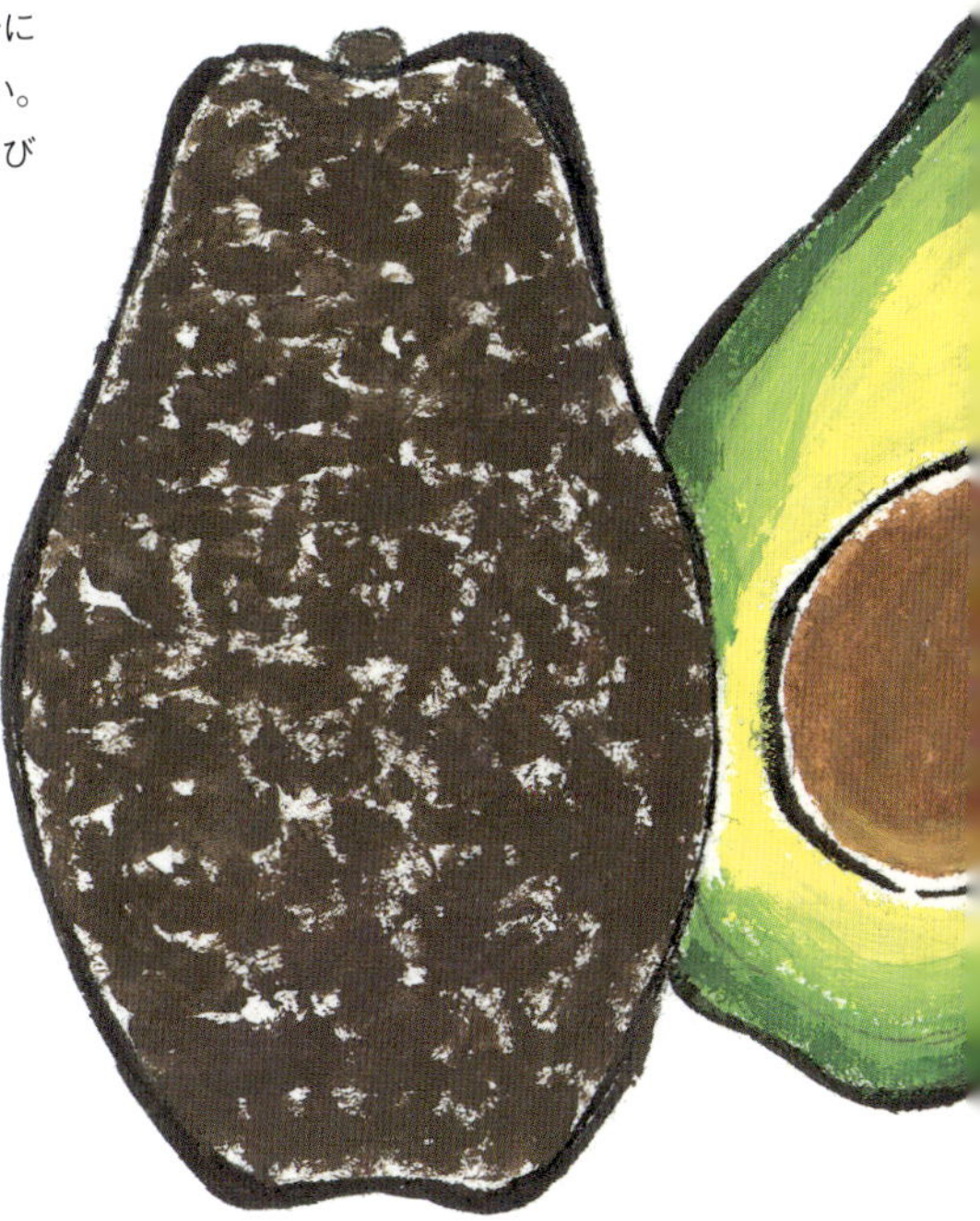

## 3

### ディップやソースとして

・つぶしたアボカドに角切りトマト、みじん切りの玉ねぎとコリアンダーを、オリーブオイル、塩、コショウであえて、ワカモレディップ（メキシコ料理）。お好みでみじん切りのハラペーニョとクミンパウダー少々でアクセントを。

## 4

### 魚介類とともに

・スタイリッシュな前菜に。茹でエビ、または刺身のマグロやホタテなどにあえて。淡泊な魚介類ほどアボカドのまろやかさとマッチ。
・マグロとアボカドをご飯にのせた丼も手軽。オメガ３と９が一緒にとれますよ。

*Practice*

# リフトアップ効果も期待できるサーモンは最高の美肌食材。

### 買い物で迷ったら

サーモンにはオメガ3がたっぷり。その上、アスタキサンチンという抗酸化成分が、シワを防ぎ、免疫力をアップさせ、動脈硬化を予防。加えてDMAEという成分が、たるみを防ぎ、リフトアップ効果も期待できる優れた食材です。買うときは、天然のものがベスト。養殖のものよりオメガ3に、2〜20倍もの差があります。

## サーモンの食べ方アイデア

**1**

### シンプルに

・オリーブオイルを塗ってグリル。オリーブオイルで、オメガ３の吸収率が高まり、美容効果アップ！　マカダミアナッツオイルでも同様の効果が。
・お刺身やお寿司で。
・スモークサーモンでおしゃれな前菜に。

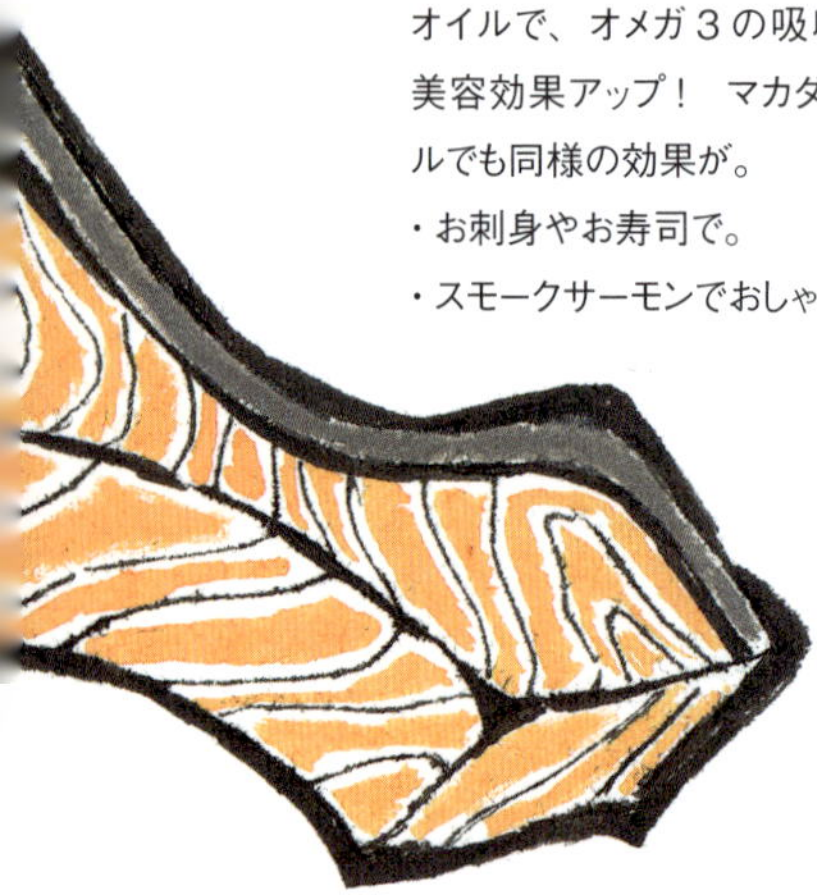

## 2

### ソースで変化をつける

・トマトなど野菜を角切りにして、ドレッシングと合わせてサラダソースで。
・きのこや玉ねぎ、キャベツ、にんじんなどと蒸し焼きにし、味噌ダレで北海道風に。
・前項のワカモレディップを添えて。

## 3

### 味噌でマリネにする

白味噌、みりん、すりおろししょうがを混ぜ合わせ、サーモンを１～２時間マリネしたあと、フライパンか魚焼き器で焼く。味噌がつくと焦げやすくなるので注意。

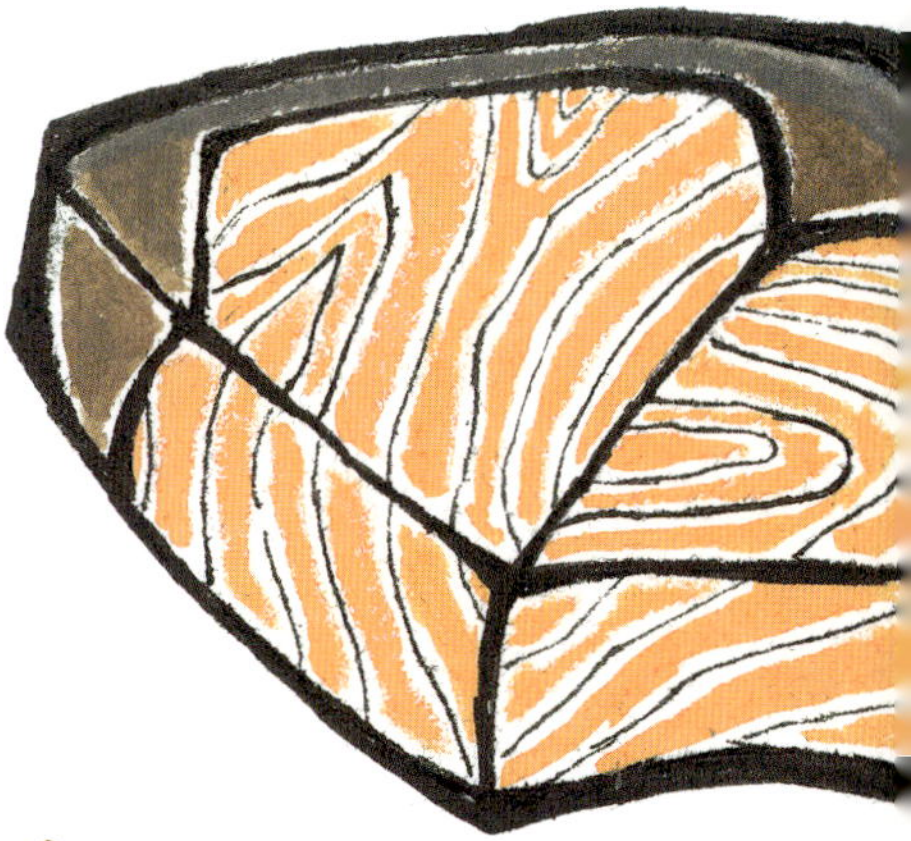

## 4

### ほかの具材と組み合わせて

・お豆腐とサーモンでお鍋に。大豆のイソフラボンもとれ、美肌効果もアップ。
・サーモンの混ぜご飯。軽く炒めたきのこや葉物野菜と、焼いてほぐしたサーモンを炊き上がった玄米に混ぜる。

## 5

### お好みのサーモンを

サーモン、紅鮭、銀鮭、白鮭、サーモンの缶詰も同様の効果があります（ただし、甘塩のものを選びましょう）。

*Practice*

# 忙しい人こそ、朝食にウエイトを。たんぱく質で代謝を上げて一日を始めて。

**炭水化物だけでは効果半減**

朝食抜きは、自分からきれいになるのを放棄するようなもの。空腹が続くと、次の食事で血糖値が大きく上がり、太りやすくなるばかりか、老化のアクセルに。

とはいえ、パンとコーヒーでは意味がありません。炭水化物だけの食事も血糖値を一気に上げます。野菜やフルーツ、茶色い穀物、いい油とたんぱく質、このバランスを保つことが大事ですよ。

## 朝食メニューのアイデア

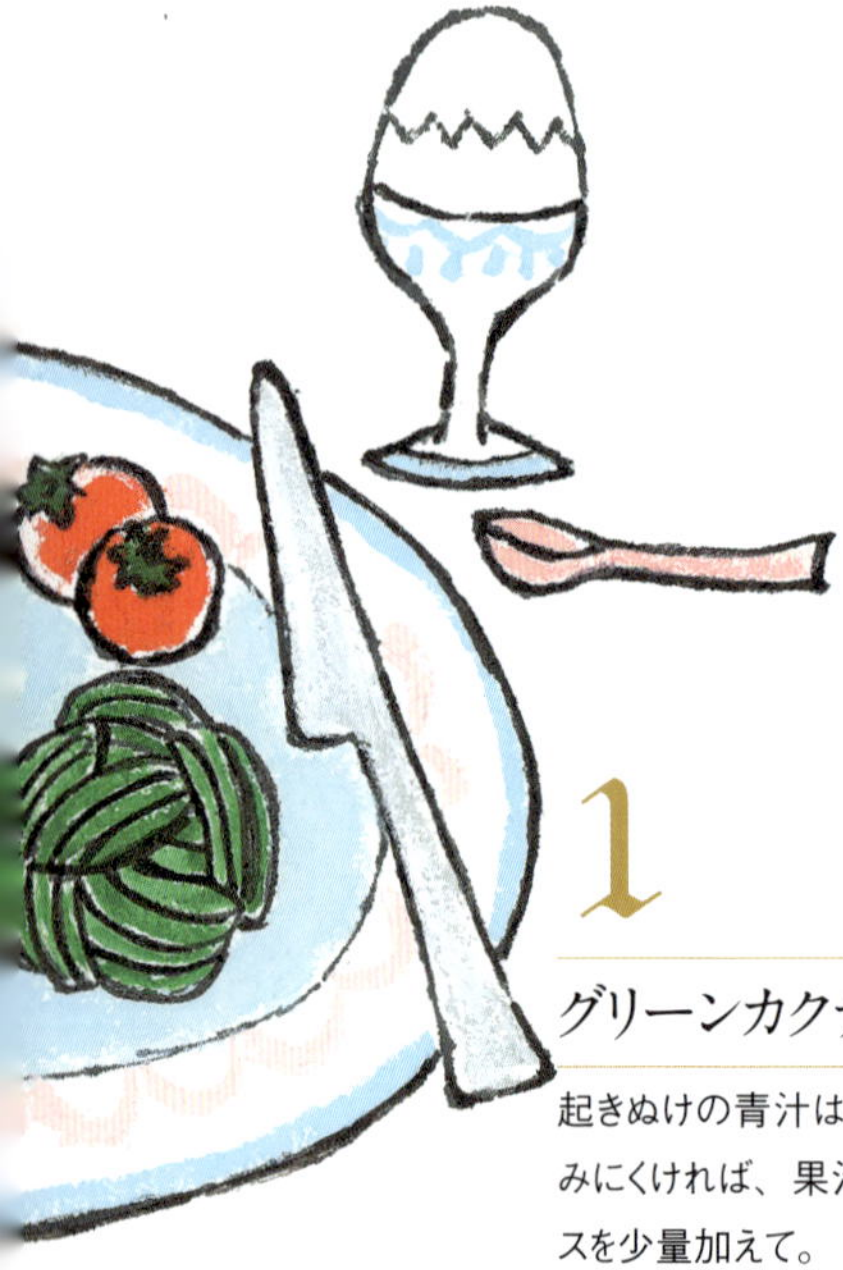

### 1 グリーンカクテル

起きぬけの青汁は一日のスターター。飲みにくければ、果汁100%のリンゴジュースを少量加えて。

## 2

### ざくろジュース

濃縮ざくろジュースを水で割って、一日のビューティチャージ。赤ワインや緑茶よりもポリフェノールが多く、抗酸化作用たっぷりでアンチエイジング効果大。果糖も少なくおすすめ。

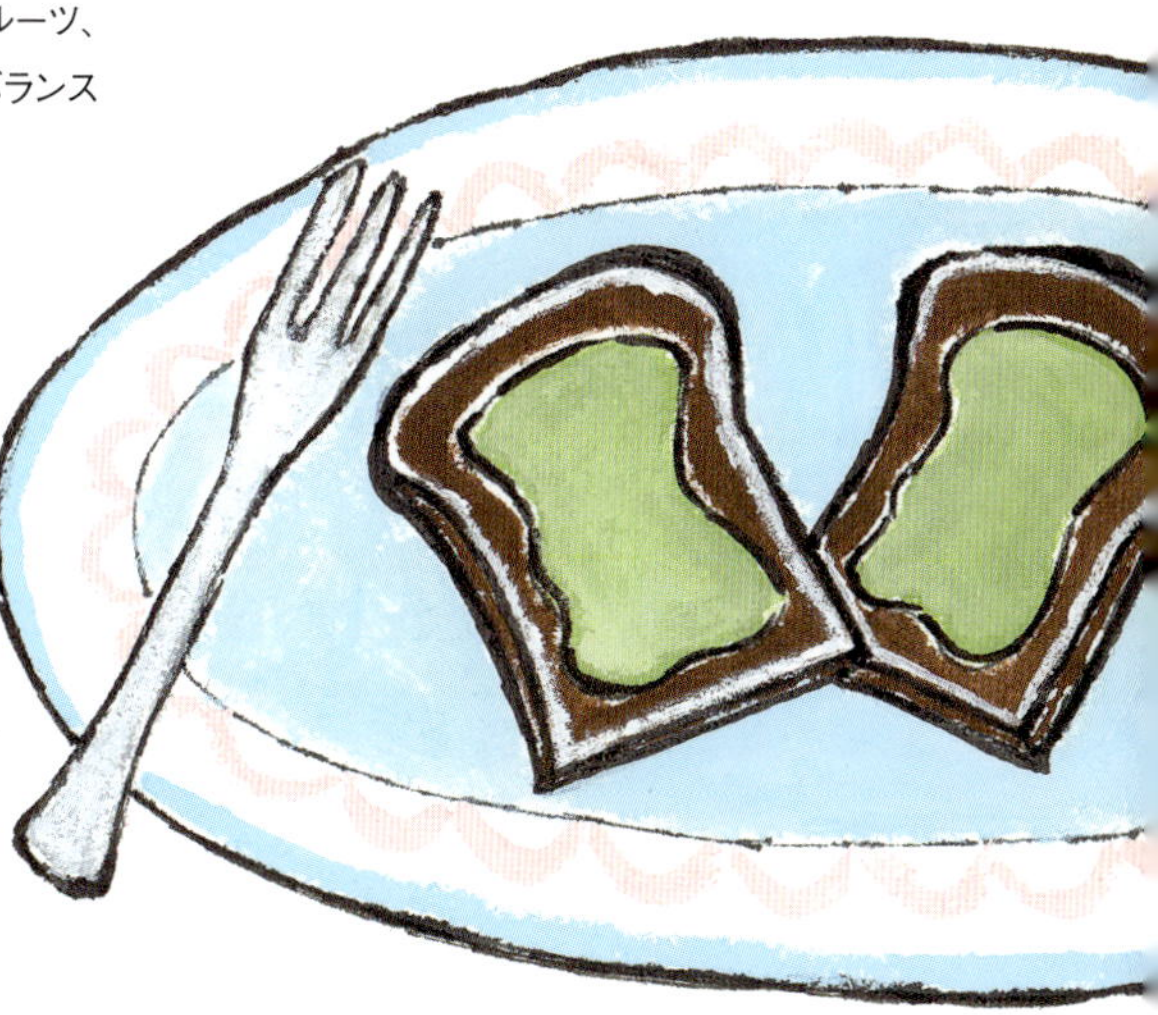

## 3

### ヨーグルト&ミューズリー

ミューズリーか砂糖の入っていない全粒粉シリアルに、ヨーグルトと旬のフルーツ、そしてナッツをトッピング。手軽にバランスがとれ、腹もちのいい一品。

## 4

### 和定食

旅館の朝食のような、魚におひたし、ご飯とお味噌汁。最高の組み合わせです。

## 5

### エリカの定番ワンプレート

・トーストしたライ麦パンに、つぶしたアボカドをのせ、塩、コショウして、オリーブオイルを少々。トマトなどの野菜と、ポーチドエッグを添えて、ゴールデンバランスが完成。

・甘いものが食べたい日は、トーストしたライ麦パンにカッテージチーズを塗って、その上にアガベシロップを。チーズケーキのような味わいです。

## 6

### 休日のパンケーキ

そば粉、玄米粉、豆乳で作るパンケーキは、ご褒美メニューです。メープルシロップをかけていただきます。

*Practice*

# ランチは生野菜で美しくなるベストタイム。単品中心メニューは老化のアクセルに。

## 必ず野菜をつけて

朝と昼は体温も高く活動量も多いので、たっぷり食べても脂肪燃焼されます。野菜を十分にとり、トータルバランスを心がけましょう。丼、パスタなどの単品オーダーはNG。痩せ体質の食事はバランスが要です。同様に、コンビニなどで買うときは、おにぎり、サンドイッチだけではなく、サラダも必ず添えて。

### ランチメニューのアイデア

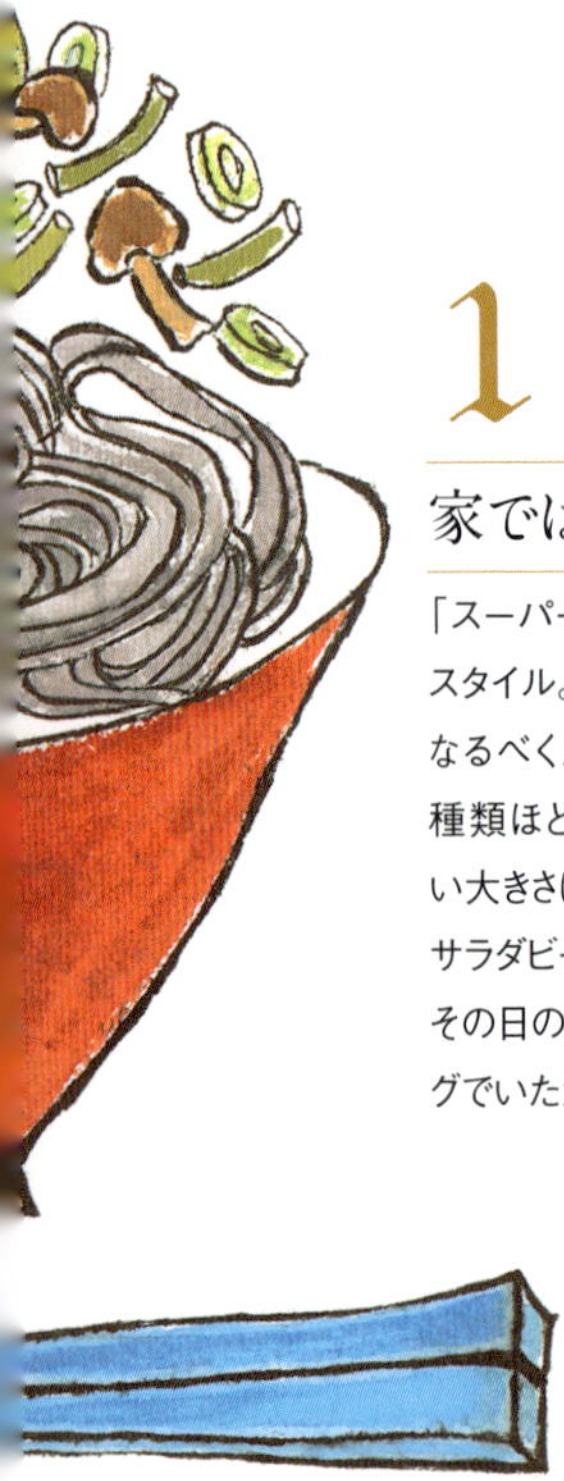

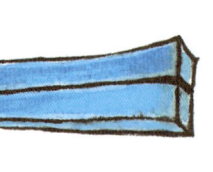

**1**

### 家ではたっぷりの野菜

「スーパー美人サラダ」を作るのが私のスタイル。色の濃い旬の野菜を中心に、なるべくたくさんの種類をたっぷりと（7種類ほどの野菜が理想的）。食べやすい大きさに切り、豆腐やツナ、サーモン、サラダビーンズなどのたんぱく質も加えて。その日の気分のビネガーと油のドレッシングでいただきます。

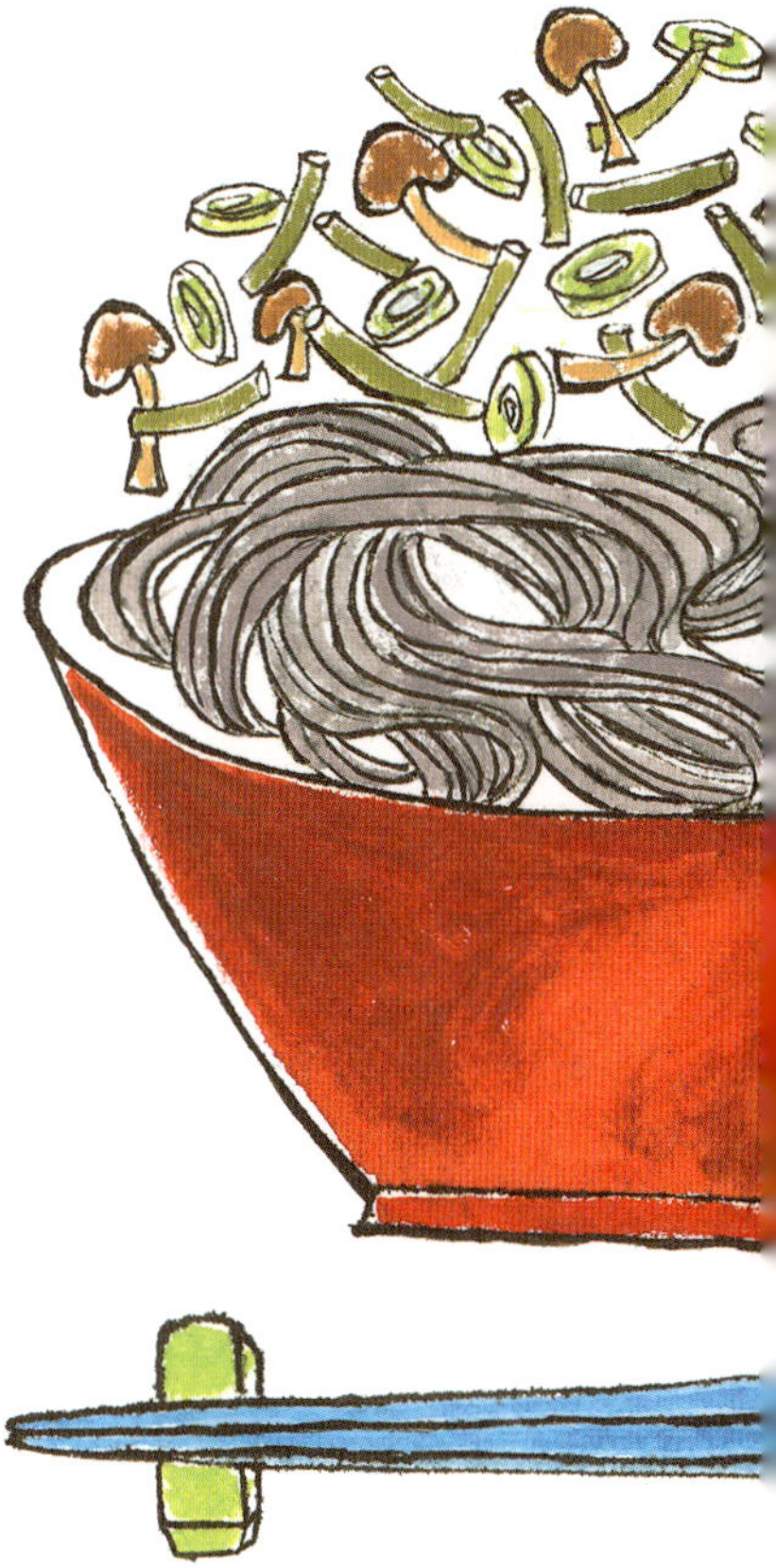

## 2

### 会社ではマイドレッシング

コンビニなどで買うときは、おにぎりなどの主食に、サラダを必ずプラスして。ただ市販のものは、たんぱく質が少なく、油の種類もよくないので、冷ややっこやツナ、茹で卵などをトッピングし、マイドレッシングを使うのがベスト。1週間ほどもつので月曜日に持っていき、会社の冷蔵庫にストックしておきましょう。

## 3

### お店ではそばか定食

できるだけ品数の多い定食を選びましょう。和食がベストですが、それ以外なら、野菜がとれて、あまりこってりしたソースでないものに。単品なら抗酸化成分の多い、おそばがおすすめ。おひたしなどの野菜もサイドオーダーして。

## NG

### 丼ものやパスタなど、<br>炭水化物中心の単品

精製された炭水化物メニューが多いので、血糖値が乱高下。美を阻む最大の要因です。どうしても炭水化物の単品を食べたいときは、たんぱく質や野菜やきのこがバランスよく入っているものに。かつ丼や天丼など揚げ物は、トランス脂肪酸もとることになるので、できるだけ避けて。

*Practice*

# 「油たっぷり」のディナーから逃れるために「選択する」力を身につけて。

## 油と野菜が選択のキー

夕食における最低限のルールはふたつ。「眠る3時間前までに食事を終えること」「重いものや、飽食を毎日続けないこと」。

特に外食では、知らないうちに、よくない油をとることになるので、揚げ物、中華料理やインド料理などの油の多いメニューは避けて。

和食を少量ずつオーダーできる居酒屋は、美の一番の味方です。

1 ディナーメニューのヒント

### 自炊なら4点セットで

できるだけ普段不足しがちな素材を選んで、あなたスタイルの美定食を。「ゴールデン・バランス」を参考に、肉、魚や豆腐などたんぱく質、野菜、未精製の穀類に、良質の油の4点セットに。

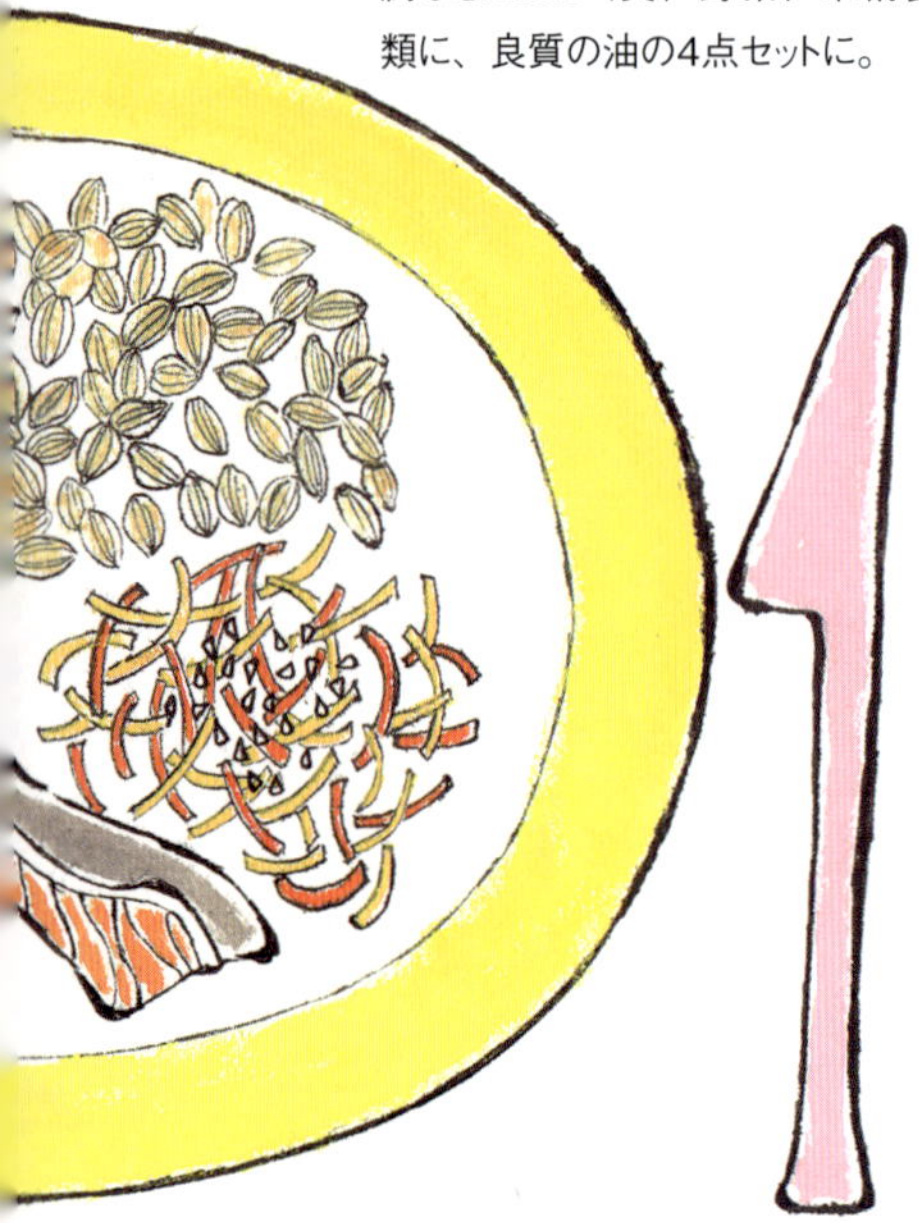

## 2

## 外食は和食がベスト

一番美的効果を上げやすいのが和食。京料理や懐石などをコースで堪能するのもいいですが、創作和食や居酒屋もおすすめ。旬の野菜料理と、お好みで、焼き鳥、焼き魚、豆腐、枝豆などをセレクト。鍋ものなら、それだけでもバランスがいいですね。

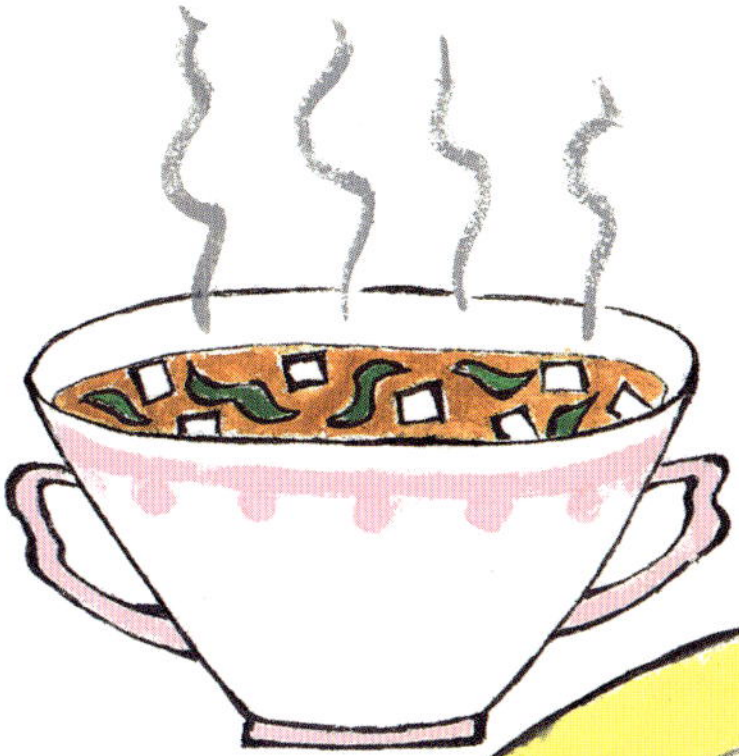

## 3

## ほかのジャンルなら

油やバターをたっぷり使ったこってりしたものよりも、さっぱりしたテイストを選んで。トマトやオリーブオイルベースのイタリアンや地中海料理、軽めのフレンチや中東料理、アジア料理ならタイやベトナムなどの料理を。

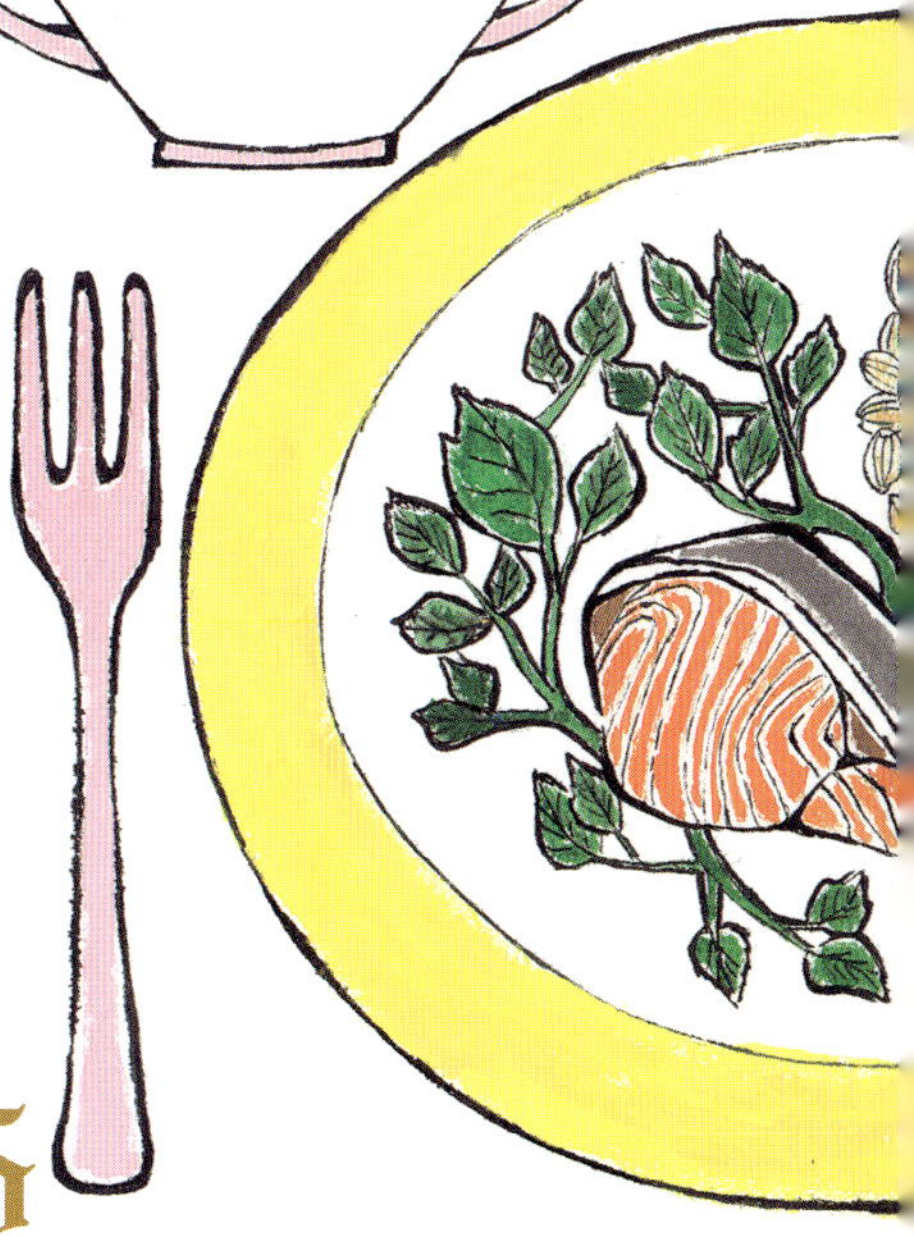

## 4

## 調理法を選べるなら

同じお肉を食べるのでも、調理法を選べばよりヘルシーになります。焼き鳥のように直火で焼いたものや、じっくりとローストして脂を落としたもの、蒸したり茹でたりしたものがおすすめ。魚の油は美女の味方。積極的に食べましょう。

## 5

## より美的効果を上げる食べ方

血糖値を急激に上げないために、最初の2、3口はたんぱく質から食べて。また、精製されたパンを食べるときは、オリーブオイルをつけるといいですよ。スープを飲むのもポイント。食べすぎが抑えられます。そして、消化と吸収を考えて、よく噛むことが大切です。

*Practice*

# アルコールをエレガントに嗜《たしな》むなら お水とナッツをそばに置いて。

## お酒は食事と一緒に

やはり大事なのは、血糖値を急上昇させないこと。たんぱく質や食物繊維の豊富なおつまみを一緒に。お酒はカロリーそのものが高いうえに、食欲を増進させるので、体重を管理したい方は、1週間にグラス3杯くらいが限度。女性のほうがアルコールの分解に時間がかかるので、肝臓をいたわるために、適量を守りましょう。

### お酒の飲み方のヒント

1

**お酒にはおともをつけて**

食事やおつまみを必ず一緒に。お豆腐や枝豆などのたんぱく質、もしくは野菜がおすすめ。バーなどでは、ローストしたアーモンドなどのナッツ類やオリーブの実などをオーダーしましょう。

2

**赤ワインがベスト**

美と健康を考えるなら、赤ワインがベストなお酒。ポリフェノールという抗酸化成分がたっぷり入っていることはご存知でしょう。いろいろな種類のお酒を飲まないこと、合間にお水を飲むことも深酔いしないポイントです。

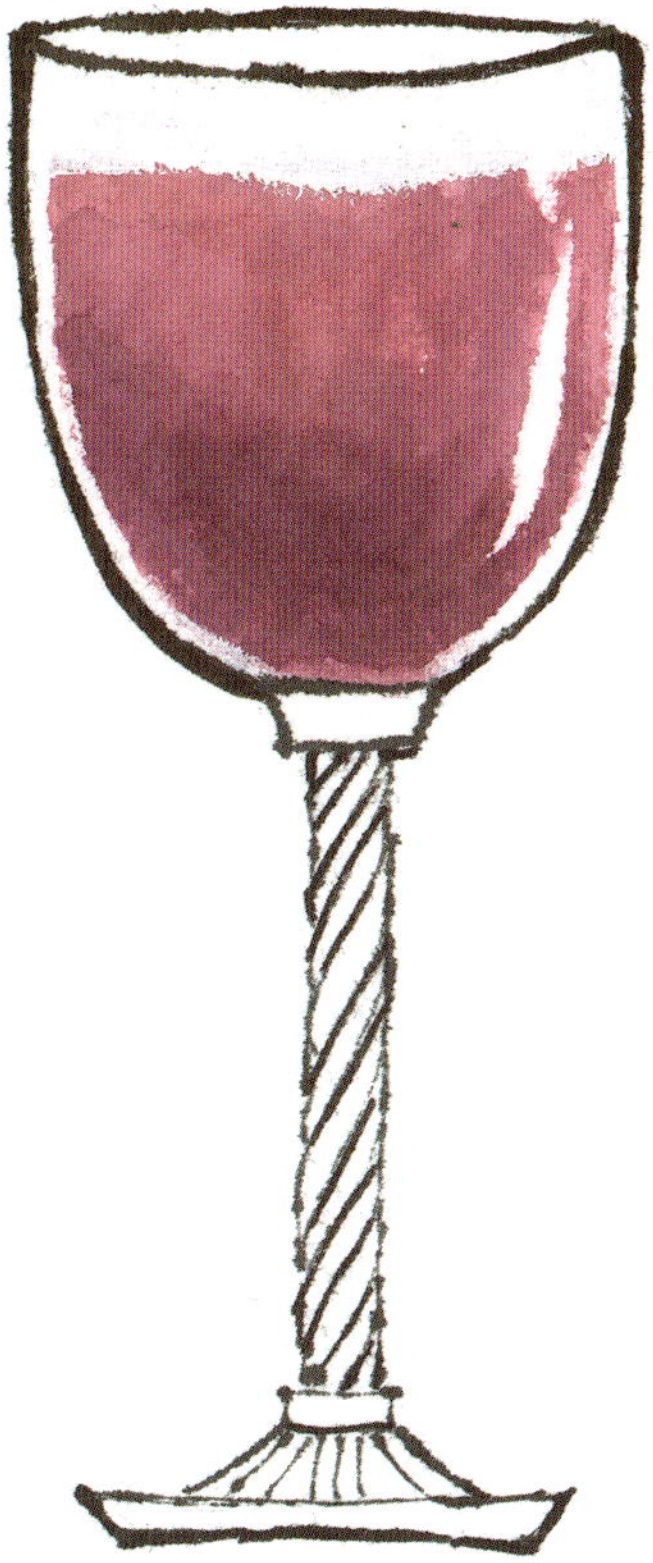

## 3

### 美しくなるワイン選び

ワインもブドウを皮ごと使って作られるので、農薬を使わないオーガニックワインがおすすめです。専門に扱うお店もあるので、試してみてくださいね。

## 4

### 赤くなる人は飲みすぎない

お酒を飲んで赤くなる人は、アルコールの分解酵素が生まれつき不足している場合があります。たくさんお酒を飲むと、分解のために肝臓に負担がかかります。肝臓は、美と健康を阻むものを処理してくれる大事な器官なので、あまり酷使しすぎないようにしましょう。

## 5

### 飲む前に少量の間食を

パーティや飲み会には空腹で参加しないことが、太らないコツ。何か口に入れておけば、高脂肪・高カロリーの料理を食べたくなる衝動を抑えられます。ナッツやドライフルーツを少しだけ食べていくのがおすすめです。腹持ちが良く、満足感も高く、栄養もたっぷりです。食事の 30 分前に、お水を 1 杯飲んでおくのもいいでしょう。

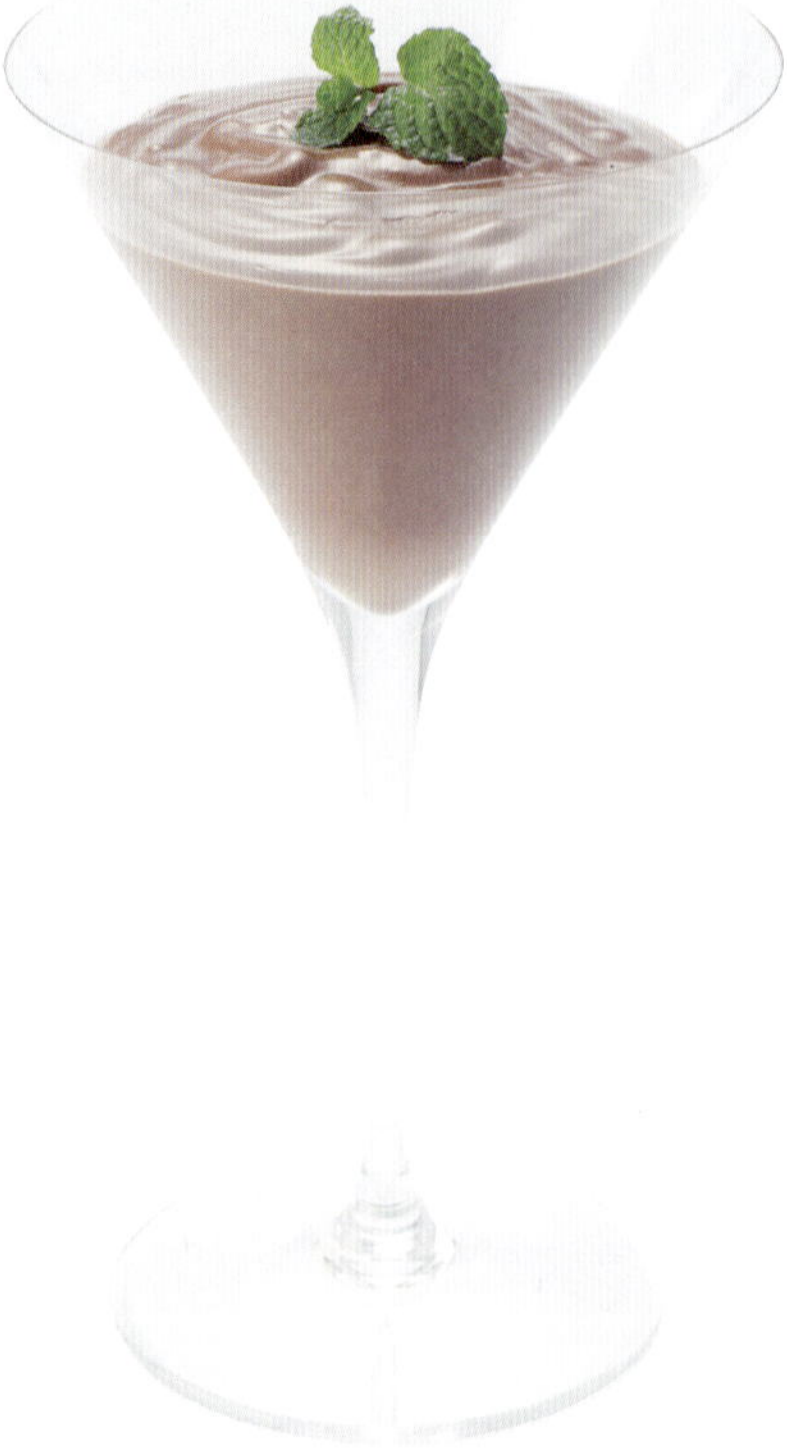

*Practice*

# 悪魔のふわふわ、とろとろと手を切るための極上スイーツがあるわ。

## おいしくヘルシー

美を創る素材だけで、手作りしてみませんか。この味を知ると、市販品は欲しくなくなりますよ。

栄養補助食品やゼロカロリーの機能食品を食事や間食にしている人が多いようだけど気をつけて。マーガリンやショートニングなどトランス脂肪酸や、人工甘味料がたっぷりです。バッグには、ナッツやビューティボールを。

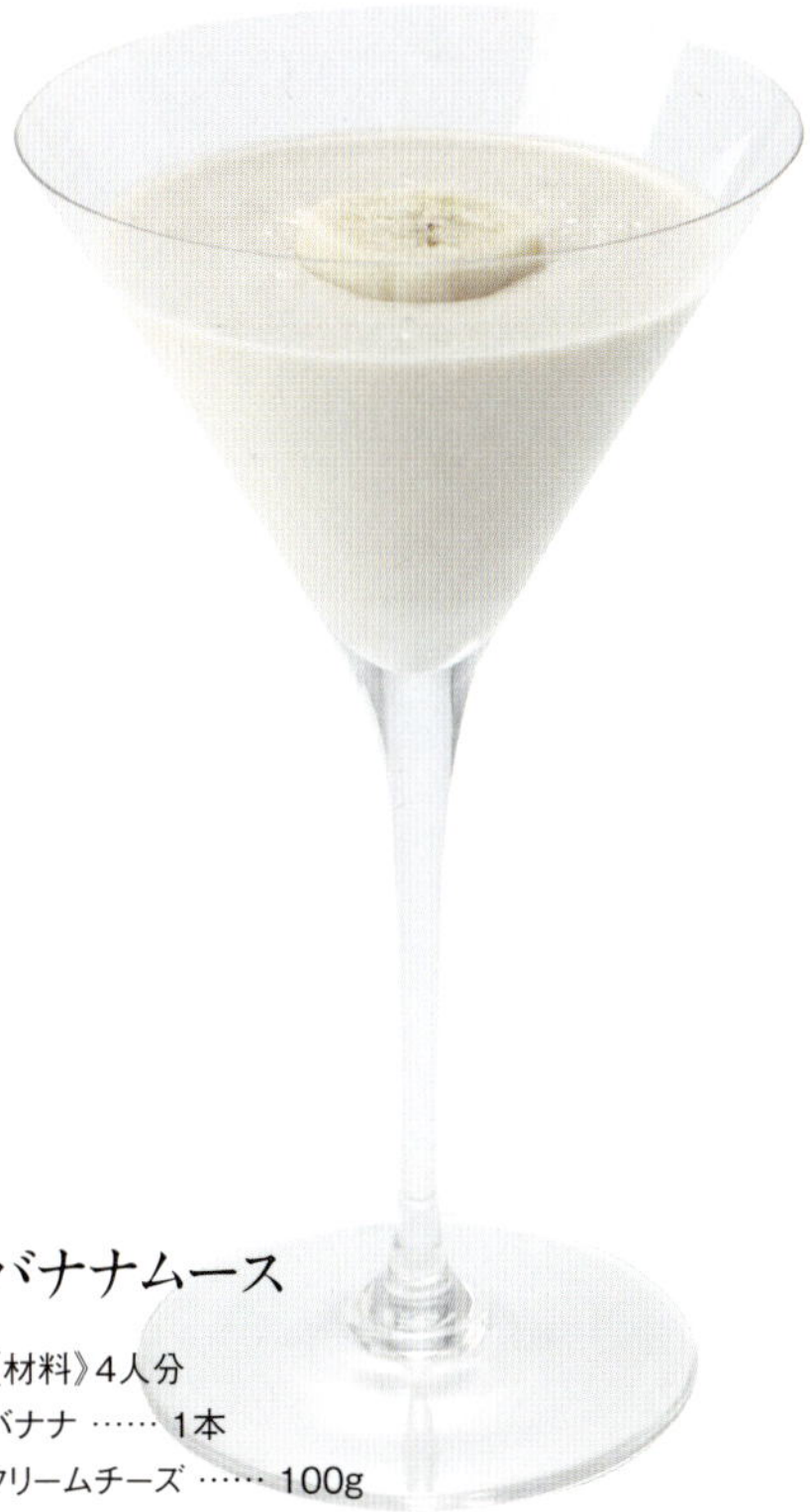

やみつきになる
濃厚な口当たり。
こっくりとした甘さに
大満足。

## バナナムース

《材料》4人分
バナナ …… 1本
クリームチーズ …… 100g
プレーンヨーグルト …… 100g
メープルシロップ …… 1/4カップ

《作り方》
**1.** クリームチーズを室温に戻し柔らかくしておく。
**2.** 一口大に切ったバナナ、クリームチーズ、ヨーグルト、メープルシロップの半量をフードプロセッサーかミキサーに入れてよく混ぜる。
**3.** 味見をしながら、好みの甘さになるまで残りのメープルシロップを入れる。甘さにむらができないようによく混ぜる。
**4.** 器に盛ってラップをかけ、冷蔵庫で15分〜一晩、よく冷やす。

*クリームチーズを使うと濃厚な仕上がりに。チーズとヨーグルトの代わりにお豆腐を使うと、さっぱりした味に。メープルシロップは、味の濃いダークなものがおすすめ。

## ダークチョコレートムース

《材料》4人分
絹ごし豆腐 …… 1丁(300g)
ダークチョコレート(カカオ70%以上のもの)
…… 110g
メープルシロップ(アンバー) …… 1/4カップ

《作り方》
**1.** 豆腐を室温に戻しておく。
**2.** チョコレートを湯せんで溶かす。チョコレートを割り入れた小さな器を厚めの鍋に入れ、中火から弱火に。
**3.** フードプロセッサー、もしくはミキサーに、豆腐とメープルシロップ半量を入れる。
**4.** ゆっくりとミキサーをかけながら、**2**を少しずつ注ぐ。
**5.** よく混ざりなめらかになったら、味見をする。好みの甘さになるまで、メープルシロップの残りを加える。甘さにむらができないようにして。
**6.** 器に盛ってラップをかけ、冷蔵庫で15分〜一晩、よく冷やす。

*シンプルなレシピだからこそ、チョコレートは上質のものを。メープルシロップは、味の濃いダークなものがおすすめ。豆腐が冷たいままだと、せっかく湯せんしたチョコレートが固まってしまいます。なめらかな舌触りのために、豆腐を室温に戻しておくことが最大のポイントです。水分量が多い豆腐のときは水きりしてください。

## 市販のアイスはもういらない。
## 自然の恵みだけで、
## 驚くほどクリーミー。

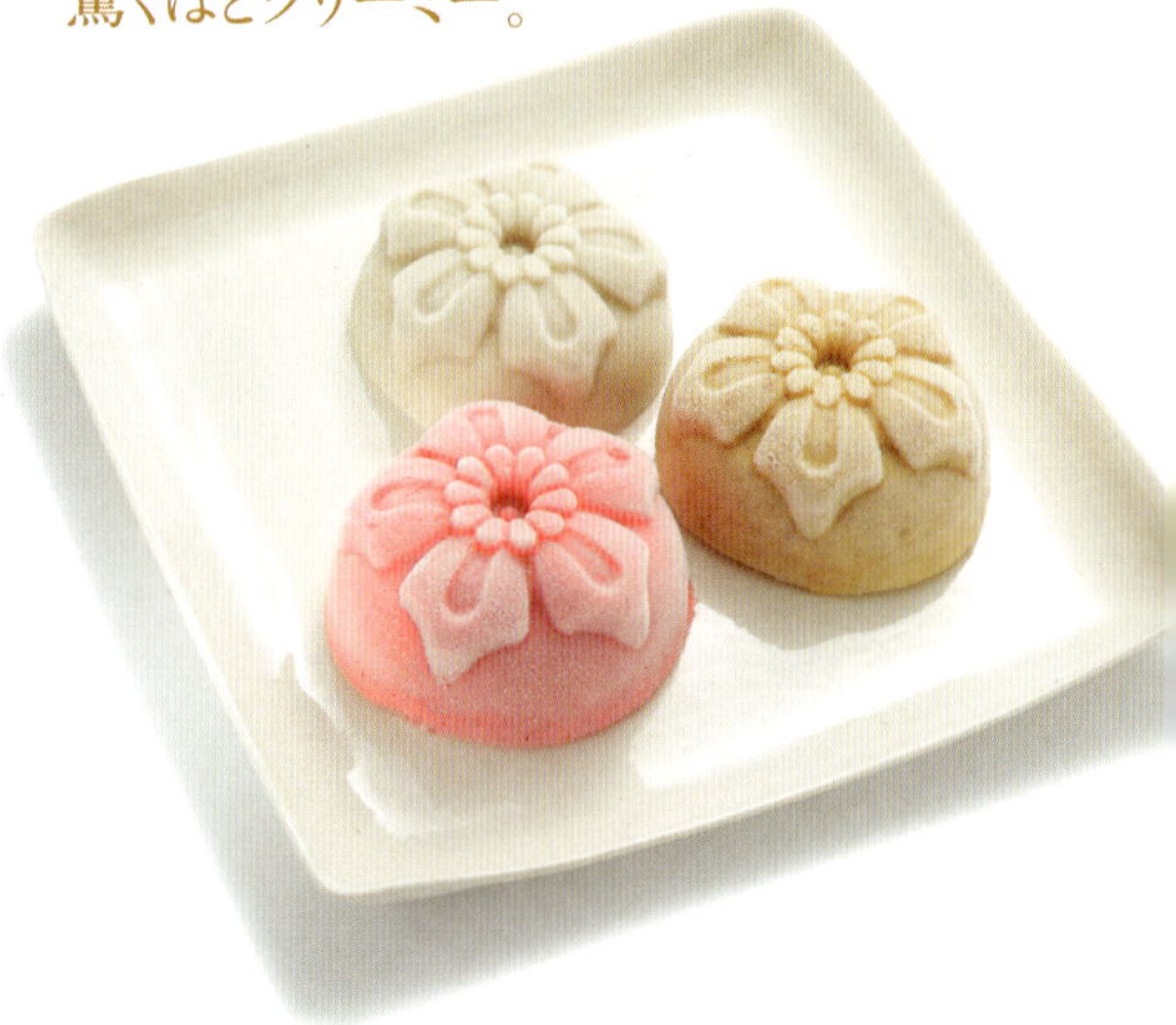

## ジェラート

《基本の材料》1人分
プレーンヨーグルト …… 90g
はちみつまたはメープルシロップ …… 小さじ1

フレーバー
(写真下)いちご …… 5〜8粒
(写真右)ソフトドライアンズ …… 3〜4粒
(写真上)メープルシロップ …… 小さじ1、クルミ5つ

《作り方》

**1.** 基本の材料とフレーバーをそれぞれミキサーかフードプロセッサーで混ぜ合わせる。

**2.** 製氷皿、プリン型などの容器に**1**を入れ、1時間〜一晩冷凍する。

そのほかのおすすめフレーバー
・デーツ(なつめやし)&アーモンド
・バナナ&ピーカンナッツ&はちみつ
・バナナ&チョコパウダー
・プルーン(いちじく)&はちみつ
・ブルーベリージャム
・フルーツ各種
(キウイ、マンゴー、パイナップル、柿など)


*フレーバーを変えると、味だけでなく食感の違いも楽しめます。フレッシュフルーツ(冷凍でもOK)なら、シャリシャリと歯触りのいいシャーベットに。ドライフルーツを入れると、ねっとり濃厚なアイスクリームに。ナッツ類を入れると、コクのある、フローズンヨーグルトに。

*花の形をしたシリコンカップに入れたり、バーを刺してアイスキャンディーにしたり工夫してみて。

*型から外すときは、室温で数分置くか、型の外側をそっと水で濡らして。

*冷凍しても、ヨーグルトの乳酸菌は十分残っています。

## スムージー

《材料》1人分
豆乳 …… 200mℓ
お好みのフルーツ …… 1カップ
はちみつ …… 小さじ1(お好みで)
氷 …… 1個

《作り方》
ミキサーにすべての材料を入れ、なめらかになったらでき上がり。

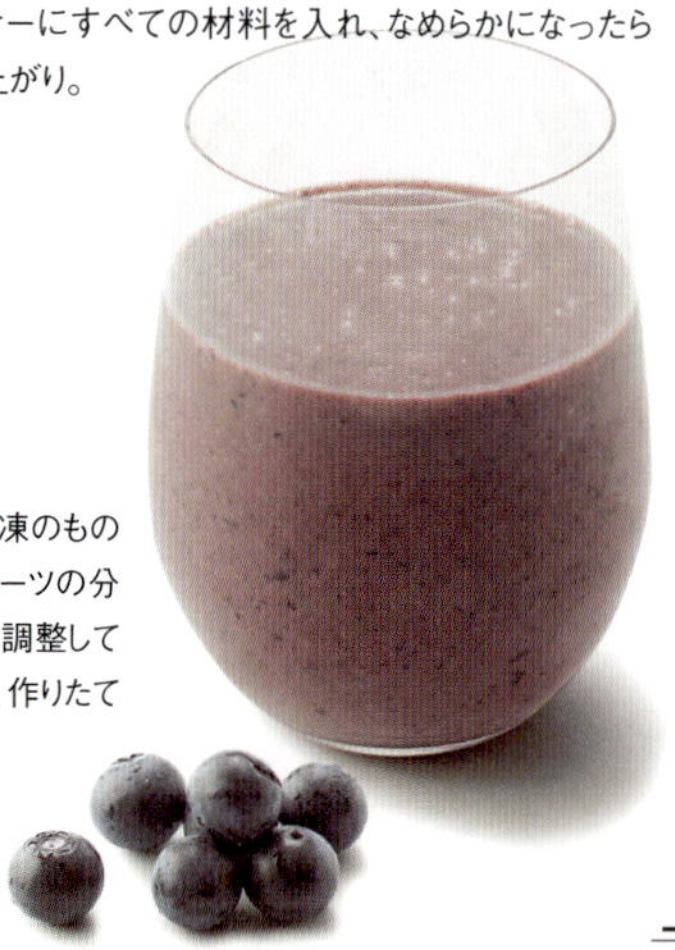

*今回は生のブルーベリーを使いましたが、冷凍のものでも、どんなフルーツでもおいしくできます。フルーツの分量も、お好みに合わせて、増やしたり減らしたり調整してみてください。時間がたつと分離してしまうので、作りたてをいただきましょう。

# ヘルシースナックは美女の要。
# いつもバッグに備えあれ!

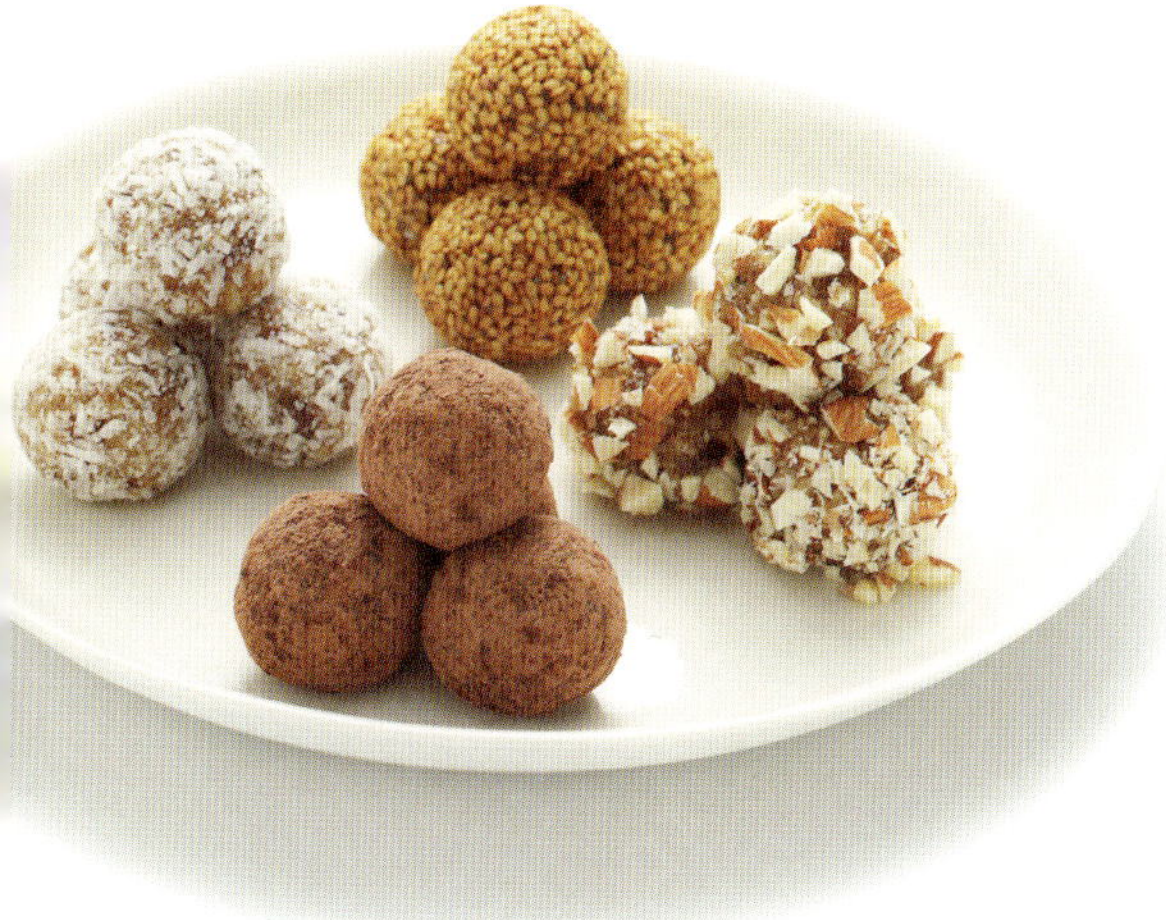

## ビューティボール

《材料》15〜20個
デーツ(なつめやし)、アーモンドパウダー、アーモンド …… 各1/2カップ
ドライアンズ、クルミ、ピーカンナッツ、アガベシロップ(なければはちみつ) …… 各1/3カップ
バニラエッセンス …… 少々(好みで)
トッピング(ココアパウダー、煎りゴマ、アーモンド、ココナッツフレークなど) …… 各適量

《作り方》
**1.** デーツ、ドライアンズ、ナッツ類をできるだけ細かなみじん切りにする(フードプロセッサーを使っても)。
**2.** ボウルに**1**とアガベシロップを入れ、アーモンドパウダー、バニラエッセンスを加え、よく混ぜる。
**3.** 手を水で濡らして、**2**をボール状にまとめる。
**4.** 少し深めの皿に好みのトッピング(ココアパウダーなど)を入れ、転がすようにして**3**の表面にまぶしてでき上がり。

*前作で紹介した、スティック状の栄養補助食品「ララバー」が大人気。「どこで買えるの」「売れ切れている」という声にこたえて、ホームメイドしてみました。
*アーモンド以外のナッツ類はお好みのものを。アーモンドパウダーがなければ、同量のアーモンドを細かく刻んで。ドライフルーツも好みのものでよいのですが、デーツは甘みが強いのでおすすめです。

## ドライフルーツ&ナッツ

食後4時間たち、ごはんはまだ先というときは少量の間食を。少しだけつまむことで、血糖値は穏やかになります。特にナッツのたんぱく質や油分は腹もちをよくしてくれます。ドライフルーツと刻んでミックスしたり、デーツ(なつめやし)にアーモンドを挟んで食べたり。ただし、原材料表を見て、漂白剤や砂糖、化学添加物使用のドライフルーツだったらNG。ナッツも揚げていない、塩分や糖分無添加のものを。

*さつまいももビューティ食材。やきいも、干しいもも間食リストに加えて。

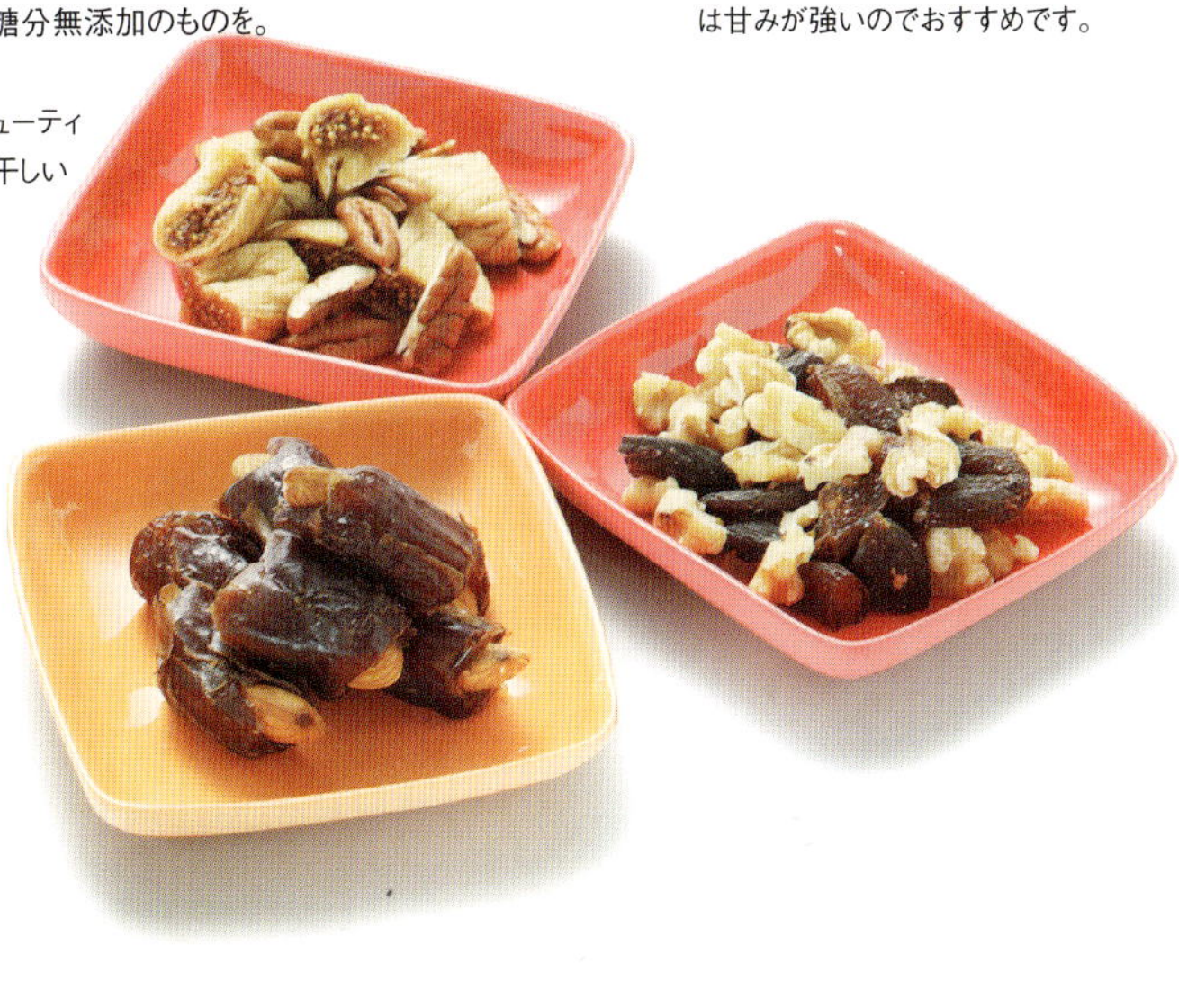

# Step 3

# 習　慣

## 本物の美は
## ライフスタイルから創られる

# 幸せであることが美しさの泉。何でもない一日を輝かせながら過ごしましょう。

　女性に生まれてよかったなと思うのは、暮らしの隅々で、心をふつふつとわき立たせる小さな喜びが潜んでいるのを感じたとき。髪がきれいにまとまった、おいしいカフェに巡り合った、友人と心通い合うひと時を過ごせた……一日を振り返ったときにふと湧《わ》きあがる、誰に見せるわけでもないスマイルこそ、美しさに欠かすことのできないエッセンスです。

　心が潤う時間や出来事を少しでも多く持てたら、自然と内面から美しさがにじみ出るようになるでしょう。そばにいてあなたを支えてくれる人にもやさしくでき、いいエネルギーをシャワーのように降りそそげる。それでこそ、私たちが目指すべき、エレガントで成熟した女性というものでしょう。Ｓｔｅｐ３では、忙しい暮らしの中で、少しでもそんな時間が増える助けになればと思うことを紹介しています。

肌や体に不調や悩みがあっては、笑顔も曇ってしまいます。まずは、悩みごとにそれぞれ、プラスすべき食材やエクササイズをまとめました。これもよく聞かれるのですが、自然な素材を使ったスキンケア法やコスメを、この本で初めてご紹介します。普段はシンプルに、ときどきはご褒美のスペシャルケアを楽しんで。自分に手をかけると心も満たされますよ。

あなたが美しくなったなら、周りの人にもおすそわけを。ちょっとしたギフトで、あなたの大切な人に美や幸せの時間を届けられたなら、どれほど幸せなことでしょう。そういう美のアクセルとなるアイテムやギフトを買うお店、プロの手に委《ゆだ》ねて美を磨く場所もまとめました。ショッピングやお散歩をしながらも、どんどんきれいになってしまいましょう。

薄紙を重ねるように、小さな喜びが積み重なると、普通の日々が色つきの、愛《いと》おしくかけがえのないものに。物事を前向きにとらえられるようになって、幸せの連鎖を生み、予期せぬストレスが降りかかってきても、きっと耐えられますよ。朝目が覚めて、ああ、今日はどんな楽しいことがあるのだろうと思える日が、一日でも多くなりますように。

悩み別対策

# 原因を知り内側から変える。だからもっと美しくなれる。

## シワ・シミ

肌は生活習慣の賜物《たまもの》。ここで食習慣を変えたら、10年後にシミ、シワを増やさずにいることは可能です。ただし、日焼け止めを塗っていて、抗酸化物質もたくさんとっているのに、シミができるという人は要注意。白い砂糖のとりすぎかも。お菓子やパン、加工食品には隠れた砂糖が想像以上に入っています。肌トラブルの元凶のひとつ、トランス脂肪酸をとらないことも併せて心がけましょう。

### 将来の肌へ投資しましょう。

**シワを増やさない食べ物**

野菜（特にほうれん草などの濃い葉物野菜、アスパラガス、玉ねぎ、にんにく）
フルーツ（特にプルーン、さくらんぼ、リンゴ）
魚（青魚などオメガ3豊富なもの）
オリーブオイル、アボカドなどのオメガ9
卵
豆類
緑茶、ミネラルウォーター
低脂肪のミルク、ヨーグルト
茶色い穀物（玄米、ライ麦パンなど）
ナッツ

**シワを増やす食べ物・食べ方**

いも類（さつまいもは除く）
砂糖
マーガリンなどのトランス脂肪酸
肉（特にベーコンやソーセージなど脂肪がたくさん入った加工肉）
バター
炭酸飲料などソフトドリンク
脂肪たっぷりの乳製品（アイスクリームなど）
ケーキ、クッキー、ペストリーなど市販の甘いお菓子
油抜きダイエット

## 乾燥

### アーモンドなどで内側からも油分補給。

冬場や季節の変わり目だけでなく、夏場の冷房でも肌の乾燥に悩まされるようになりましたね。カサカサ肌が気になるときは、良質な油分がたっぷり含まれた食品をとること。細胞膜が柔らかくなり、肌そのものがもっちりするだけでなく、水分や栄養分を吸収しやすくなって、乾燥が収まります。

　サーモン、サバ、イワシなどの魚やアボカドが美容食材。エクストラバージン・オリーブオイルやアボカドオイルもおすすめ。大さじ1～2杯を、毎日続けてみて。アーモンドなどの手軽なナッツ類も美肌のモトです。肌が生まれ変わる1カ月くらいが目安ですが、早い人では、2週間ほどで効果を感じることもありますよ。

## くすみ

### 海藻と濃い緑の野菜で、体をアルカリ性へ。

歳《とし》を重ねてくすみやすくなるのは、肌のターンオーバーが通常の28日より遅くなることが原因のひとつ。でも、古い角質を取り除き、化粧水の吸収をよくしてもくすんでいるなら、体が酸性に傾いているのかもしれません。お肉や加工食品をたくさん食べるとそうなります。ワカメ、ヒジキ、昆布、海苔、ほうれん草、小松菜、ブロッコリー、そのほか旬の野菜とフルーツが、肌に輝きを取り戻します。青汁もいいですね。

　アルカリ度の高い食品をとることは応急処置として有効です。レモンやライムを絞ったお水、梅干しなどがそう。十分な睡眠、つや出し効果のあるいい油をとることも大事ですよ。

# 吹き出物

## 高GI食と、牛乳がニキビの一番の犯人。

ニキビの一番の原因は精製された炭水化物や、高GI食、牛乳のとりすぎです。インスリン値が急上昇し、体内で炎症が起こり、皮脂腺を刺激するのです。これらや乳製品の脂肪分を避けることがまずは大切。

また絶対避けるべきは、トランス脂肪酸。ふわふわのスイーツ、サクサクしたスナック、栄養補助食品などにも入っています。高温で揚げたものはどんな油を使ってもトランス脂肪酸が生じるので、フライなどはときどきいただく程度にしましょう。

改善策はまず、肌再生力を高めるビタミンAとベータカロテンが豊富な食品、例えばさつまいも、にんじん、かぼちゃ、ほうれん草、小松菜などの野菜を食べてみましょう。リコピンたっぷりのトマトもおすすめです。緑茶をたくさん飲むと、肌の炎症を抑えて、鎮静化してくれます。刺激物は控えましょう。

また、オメガ3の油分も炎症を抑えてくれる強い味方。青魚やサーモンに多く含まれています。小さな白い脂肪の塊のような吹き出物が出る人は、特に油のバランスが崩れているので、オメガ3を増やして。

ストレスもホルモンバランスを崩し、吹き出物の原因になります。肌にベストな12時前の就寝で、細胞再生力を高めて。

# ストレス

## まず最初に手を打って。美を妨げる元凶なのですから。

忙しい毎日の中で、体にいいことをひとつだけするとしたら、特定のものを食べたりするより、とにかくストレス解消です。あらゆるものの効果を打ち消し、ダメージを与えるのがストレスなのですから。

　長くストレスにさらされていると、どんな状態だと自分が健やかなのかもわからなくなってきます。ときにはマッサージのプロなどに体を委ねて、自分のゼロ地点を把握しましょう。

　ご紹介する最も続けやすい解消法のほか、アロマテラピー、マッサージにもストレスホルモンを減らす効果があることが実証されています。

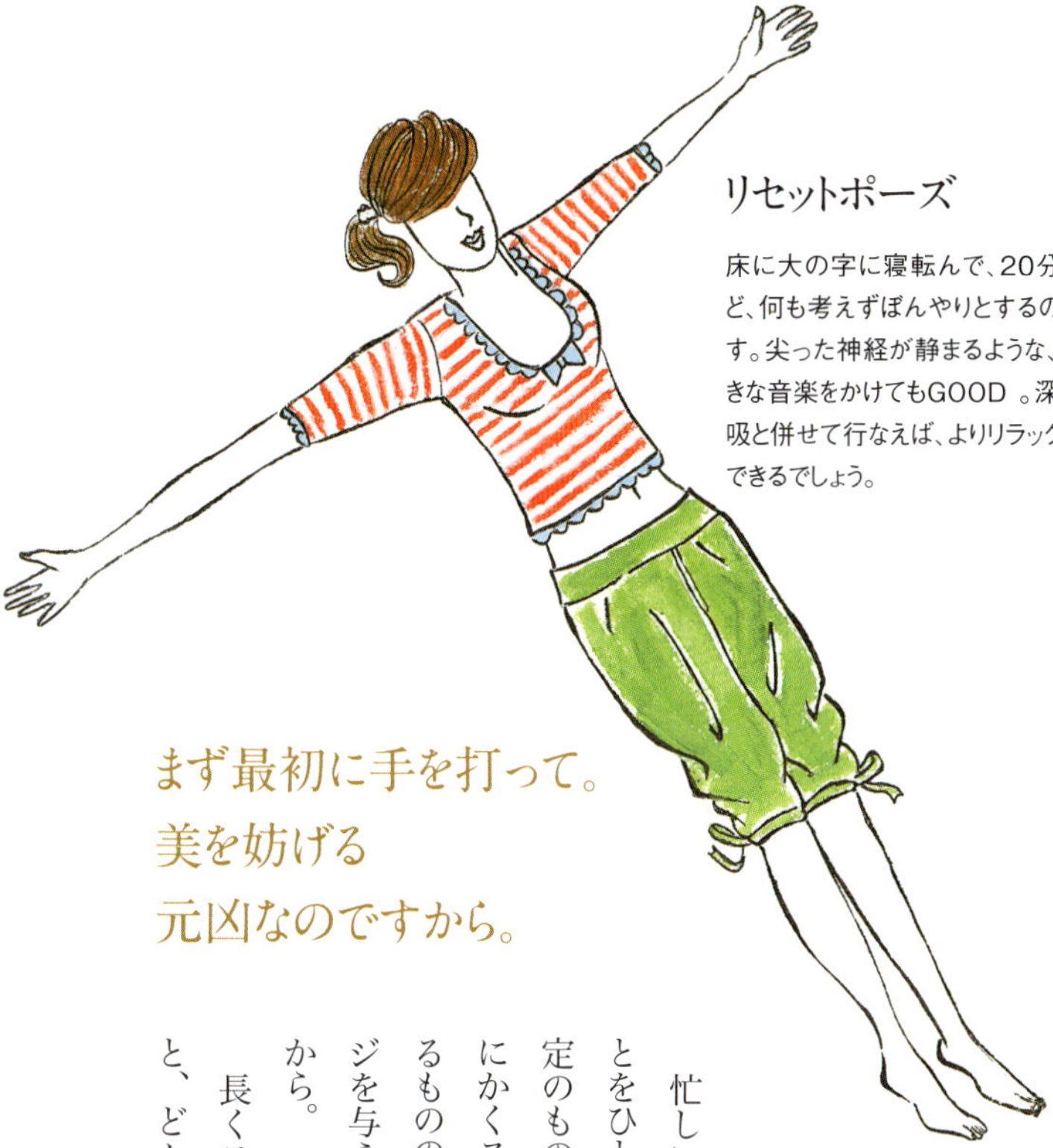

### リセットポーズ

床に大の字に寝転んで、20分ほど、何も考えずぼんやりとするのです。尖った神経が静まるような、好きな音楽をかけてもGOOD 。深呼吸と併せて行なえば、よりリラックスできるでしょう。

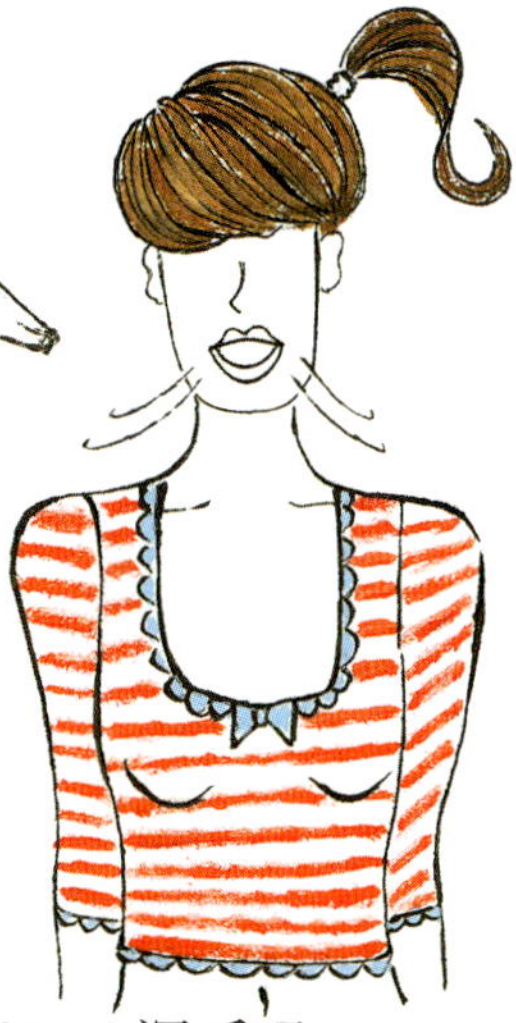

### リセット深呼吸

緊張したり不安があったりすると、呼吸に影響が出ます。ストレスを感じていると気づいたら、すぐに深呼吸を。この呼吸法は、精神を安定させ、アンチエイジング作用もある副交感神経をスイッチONにしてくれます。

やり方は簡単。5秒かけて鼻から息を吸い、1秒とめ、5秒かけて口からゆっくり吐く。ストレスを全部吐き出すようなイメージで3セット。

# 冷え・むくみ・たるみ

## 流して温めて、
## 末端まで血の通った女性になりましょう。

［運動］

冷えは万病のもと。そして、美容の大敵。冷えの原因は、血流の悪さ、筋肉量または活動量の少なさ、などが考えられます。

血流をよくして、筋肉をつけるには、運動が第一。体の一番大きな筋肉、太ももを鍛える筋トレが効率的。その後、ウォーキングなどすればベストですね。

場所を選ばない、かかとの上げ下ろしもOK。腹式呼吸をするだけでも血流がアップします。体中に酸素が行き渡るので、消化機能も活発になり、エネルギーも満ちてきます。特に現代人は、無意識に呼吸が浅くなっていて、肺の3分の1しか使ってないので、効果抜群。

［生活習慣と食事］

規則正しい生活が、体温の上がり下がりのリズムを整えるので、夜型生活は改めましょう。タバコもやめて。ストレスも冷えの原因です。リラックスを心がけて。

食事は、たんぱく質をとること。筋肉の材料になるだけでなく、消化するときに熱を生むので体を温めます。しょうがは効果絶大な食材です。飲み物は、コーヒーより紅茶に。また血行をよくするために、いい油をとること。末端が冷える人はココアがおすすめです。血管を広げる作用で血流がアップしますよ。

むくみがある人は、塩分だけでなく、精製された炭水化物のとりすぎも考えられます。精製された炭水化物1グラムをとると、その3倍の水分をため込むのです。

精製された炭水化物と砂糖を一緒にとると、あごの下がたるみやすくなります。小顔を目指すなら、茶色い食べ物を！

## ドライ・ボディ・ブラッシング

シャワーやお風呂の前に、乾いた肌をブラッシング。リンパの流れがよくなり、肌の新陳代謝を活発に。血行も促進し、冷えとむくみを解消。肌細胞へ酸素や栄養が届きやすくなります。セルライトにも効きますよ。

私のブラシ(写真)は、メキシコのタンピコ産の繊維ですが、堅めの植物素材なら何でもOK。長めの柄だと便利です。

1

まず足を足首から膝、膝からももの付け根まで。次に、手首から、腕、肩へとブラッシング。

2

お腹も時計回りに円を描くように、5〜10回繰り返す。デコルテは、首から胸に向かって。鎖骨の上も、外から中心に向けて。皮膚が柔らかいところなので、特にやさしく当てること。

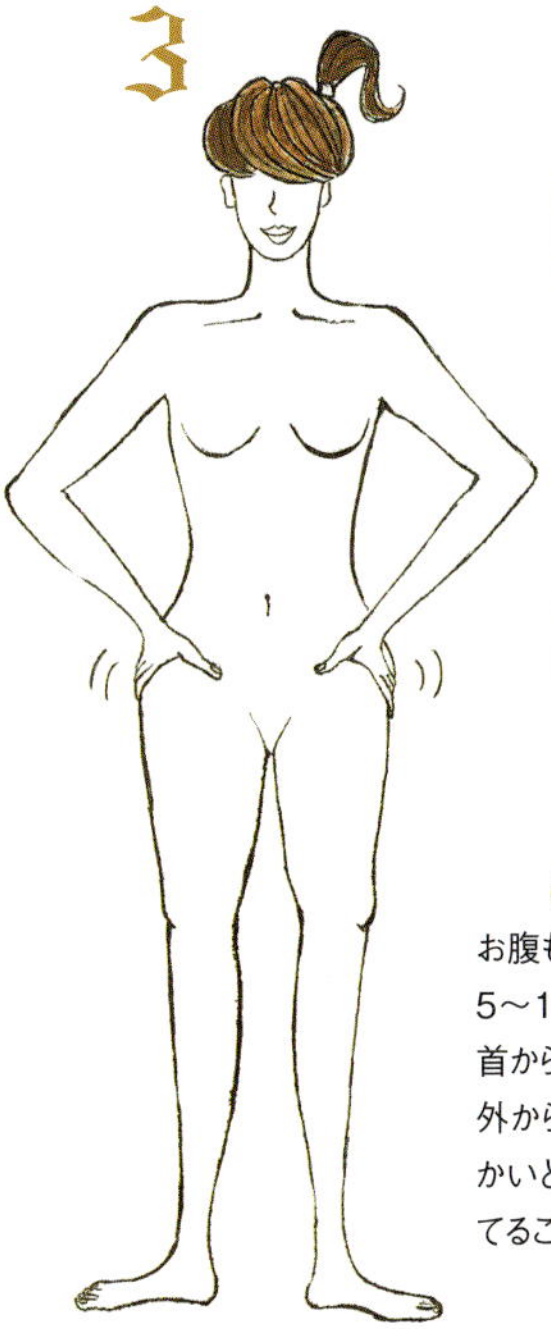

3

最後に股関節プッシュを。手を骨盤に置き、ももの付け根のくぼみに親指を当て、10秒ほどずつ3回押す。

## 足上げポーズ

むくみと冷えの解消に、簡単にして効果的。腰に負担のないように、壁にお尻をぴたりとつけること。何も考えず、10分ほどぼんやりすればストレスも解消。

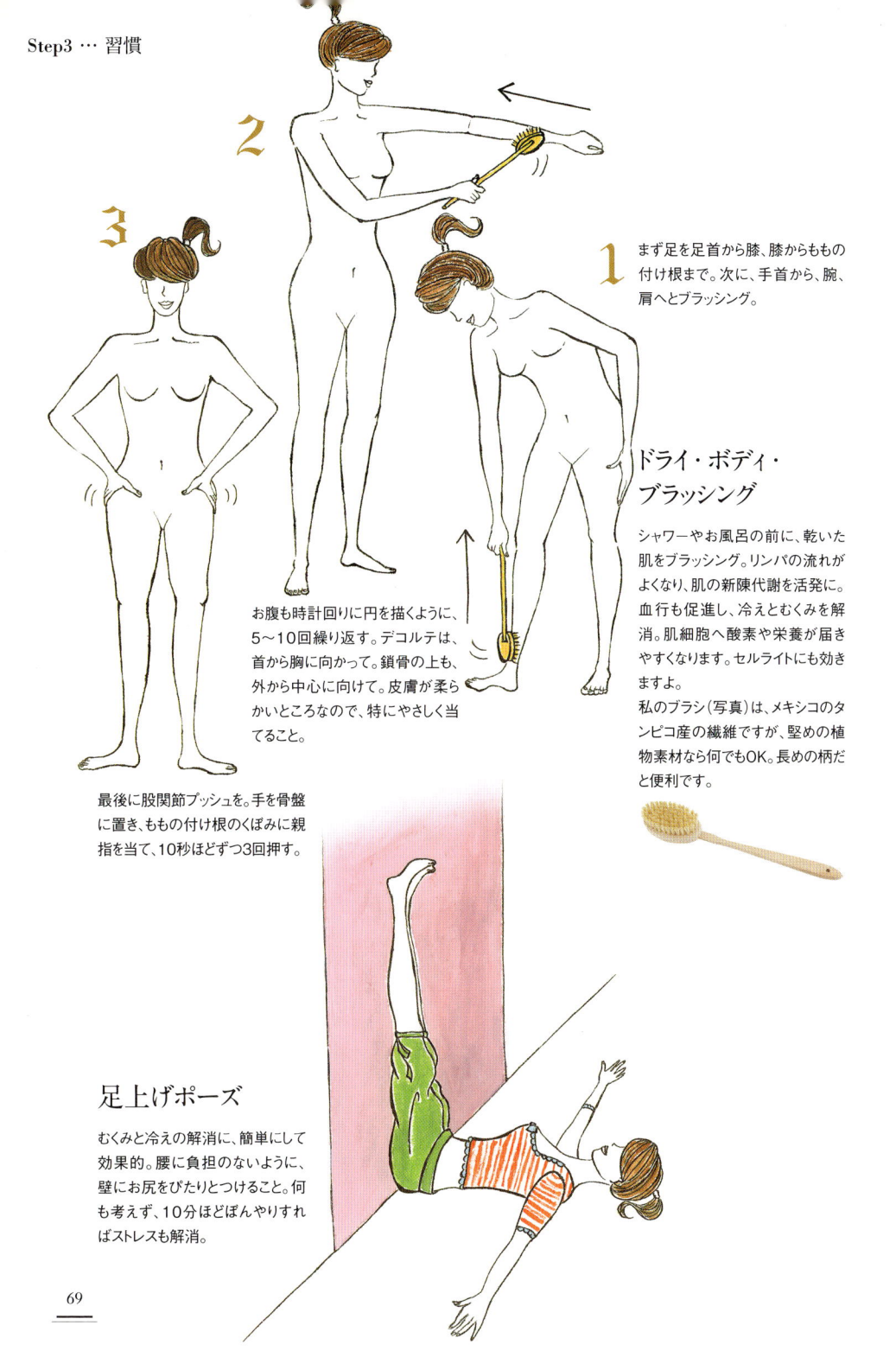

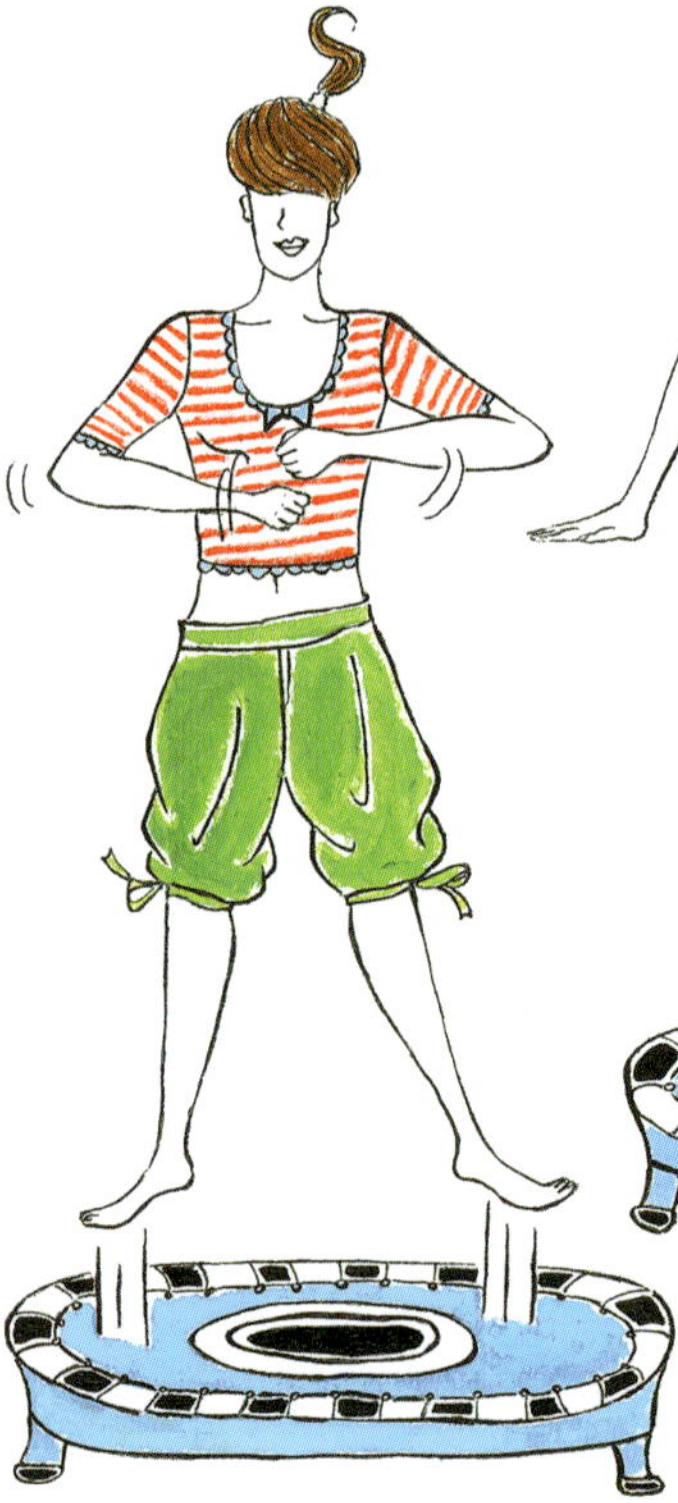

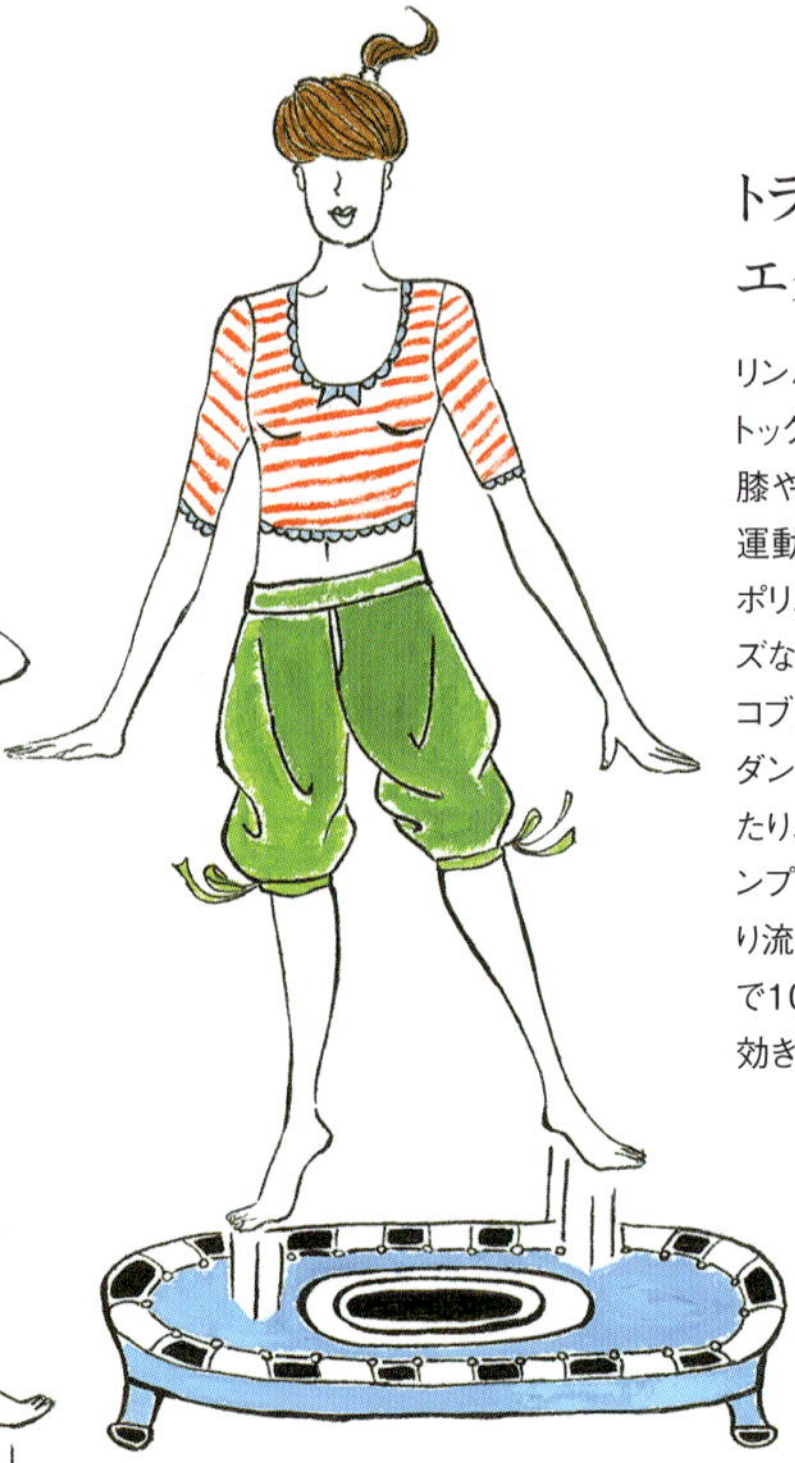

## トランポリン・エクササイズ

リンパの流れをよくし、老廃物をデトックスする最高のエクササイズ。膝や腰に負担をかけずに、有酸素運動を続けられます。家庭用トランポリン（直径70cm程）は東急ハンズなどで手に入ります。

コブシを顔の前でぐるぐる回したり、ダンベルを持ちながらジョギングしたり、両手両足を大きく開いてジャンプしたり。血液が末端までしっかり流れます。15分ジャンプするだけで100kcalも消費。セルライトにも効きますよ。

## バレリーナ・ウォーキング

セルライト防止に効果のあるウォーキングエクササイズ。お尻とももの付け根、太ももの裏、内側に特に効きます。一日5分くらいを目安に。

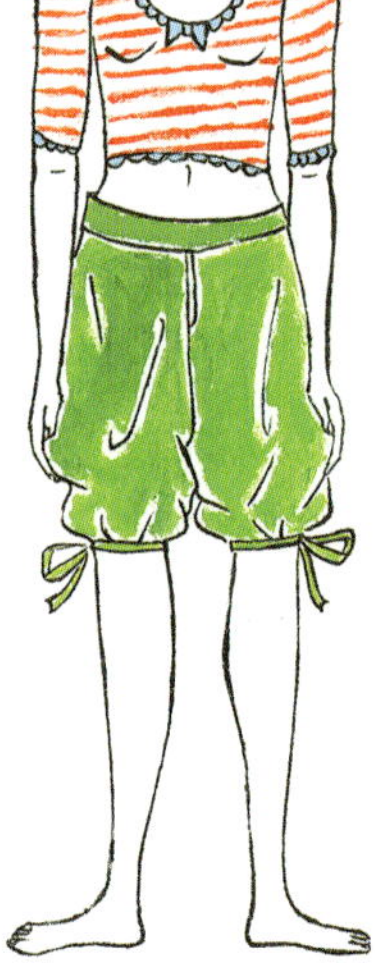

1

つま先を180度開いて、かかとをつけて立つ。お腹をひっこめ、上からつられているようにまっすぐ立つことを意識。

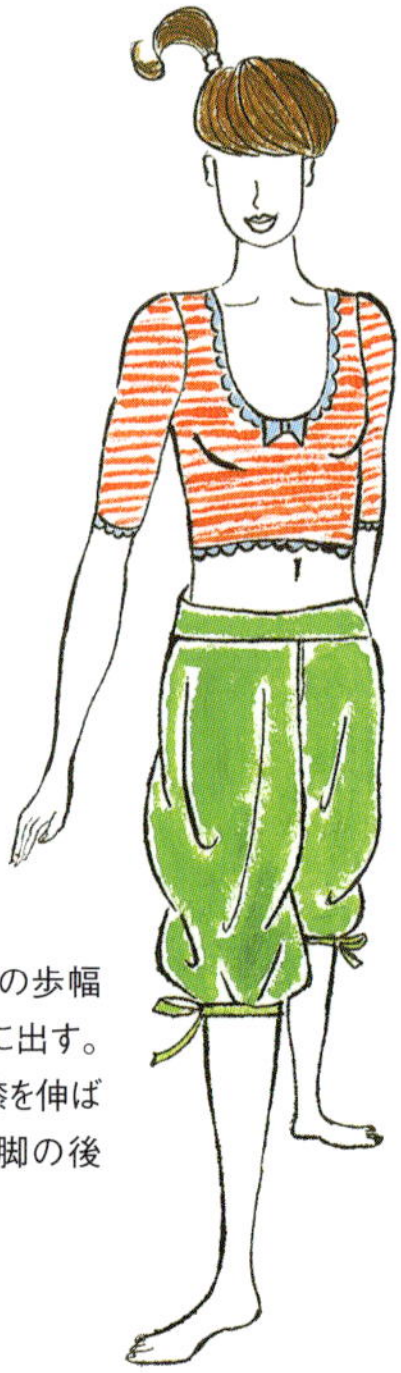

2

そのまま、片方の脚を普通の歩幅より大きく1歩、まっすぐ前に出す。つま先は90度外に向け、膝を伸ばしたまま。逆の脚も同様。脚の後ろの筋肉を意識して。

# 上半身・二の腕

　あるフォトグラファーは、街で探すモデルの年齢を見分けるとき、上半身の厚みを見るそう。貧弱すぎる上半身も猫背も、スタイリッシュな美しさから遠いもの。トレーニングで美を高めて。

　エレガントに振る舞うためにも、普段あまり使ってない肩甲骨周辺をしっかり動かして、しなやかさを保ちましょう。軽い負荷で回数を多くすると負担が少ないでしょう。週2～3回を目安にするのがポイントです。上半身を一度に鍛える腕立て伏せもおすすめ。つらい人は、膝をつく、または立ったまま壁を押す形でトライしてみて。

## エレガントでしなやかな
## 背中・肩まわりをつくる。

### 椅子を使って

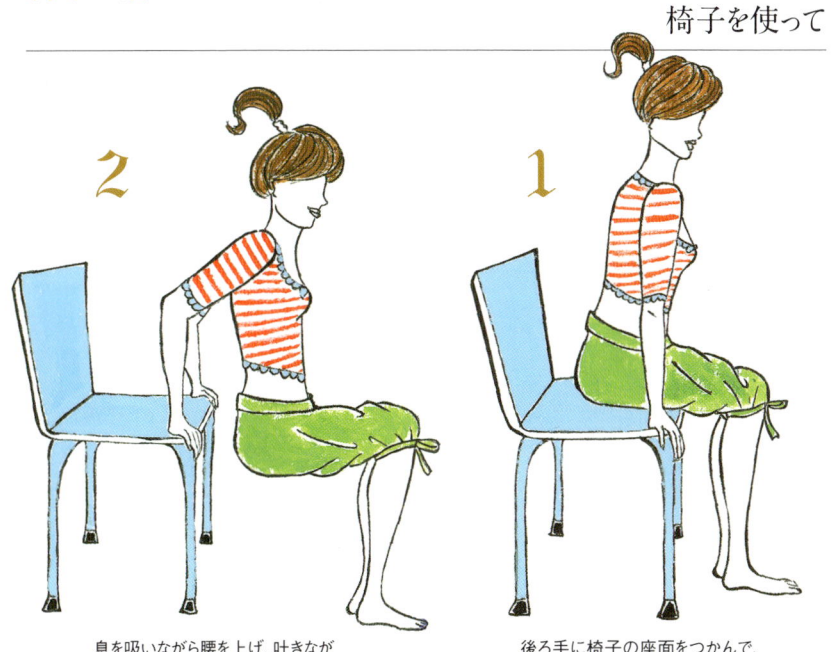

1

後ろ手に椅子の座面をつかんで、腰を下ろす。肘《ひじ》が開かないよう、つかむ手は平行にして正面に向ける。膝を軽く曲げ、脚を投げ出す。

2

息を吸いながら腰を上げ、吐きながら、肘が90度くらいになるまで腰を落とす。

＊4秒で上げ、4秒で下ろすぐらいの速さで繰り返すのを1回として、10回を2～3セット。

＊意識するのは、二の腕の後ろ側の筋肉。きつい人は、肘の角度を浅く、回数も少なくしてスタートしてね。

# 上半身・二の腕

## ダンベルの両手上げ下ろし

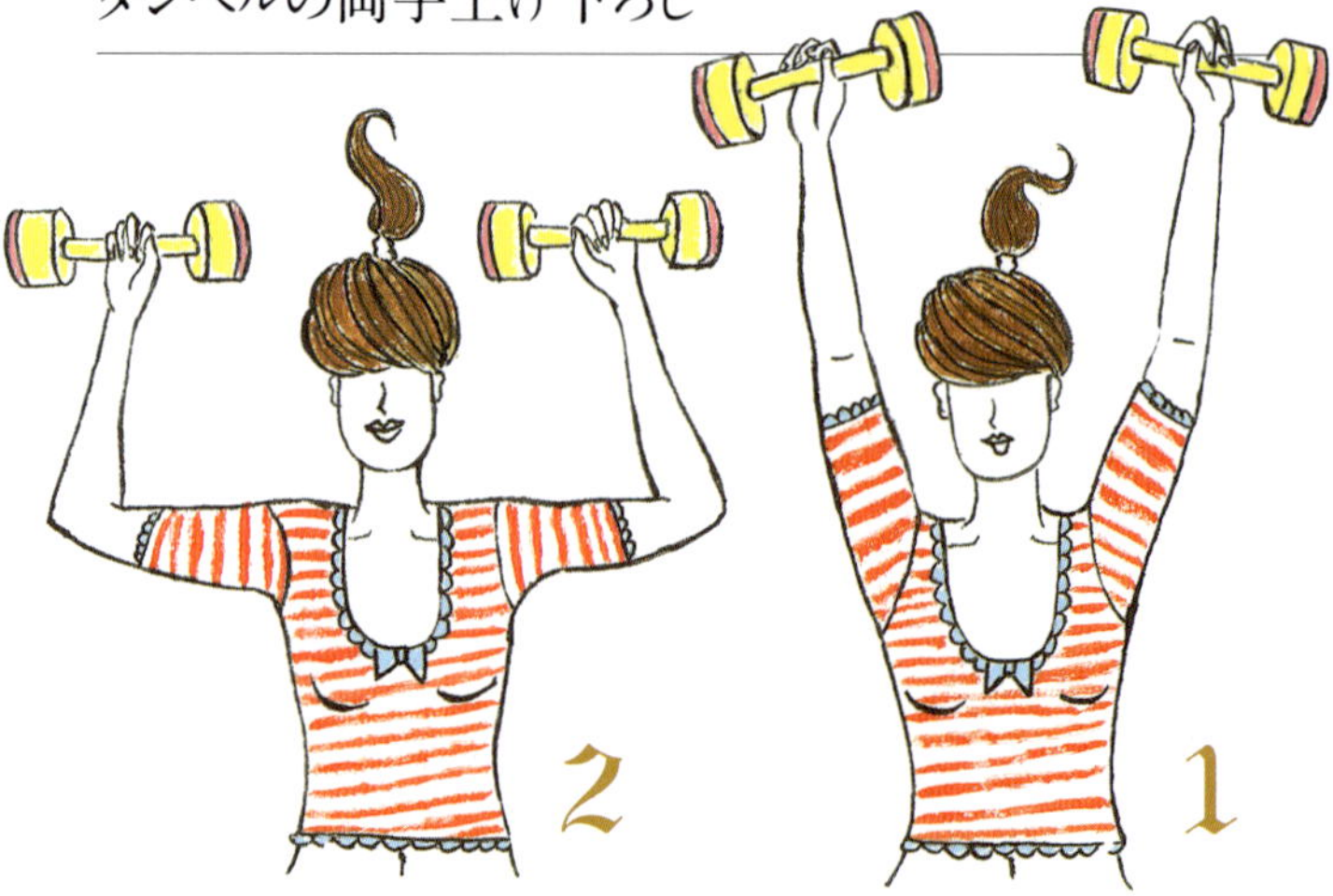

**1**

ダンベルを両手に握り、肘を軽く曲げ、頭の上に上げる。

**2**

息を吐きながら、肘を曲げていき、二の腕が水平になるくらいまで、ダンベルを下ろす。1秒で下げるくらいのペースでリズミカルに繰り返す。10回を2〜3セット。

*ダンベルはいきなり重いものから始めないこと。ダンベルがなければ500mℓのペットボトルに水やお米、砂などを入れて。握るときは、手首が後ろにぐらつかないようしっかりと。
*ダンベルを下ろすときは、力を保ったまま肘を引くように下げること。引いたとき、肩甲骨が中心に引き寄せられるようになると、肩甲骨の周りが天使の羽のようになめらかに動くようになりますよ。

# くびれ

## 体幹を鍛えフェミニンな曲線美を目指す。

美しいウエストのラインは女性ならでは。ハリウッドセレブもハマるフラフープは、女らしい曲線美を叶えてくれます。体幹を中心としたインナーマッスルを鍛えることができ、姿勢がよくなります。また、柔軟性も増すので、しなやかな体に。背中、ヒップ、脚を引き締めるのにも最適です。血の巡りもよくなり、全身運動なのでバランス力もアップ。骨盤の調整にも効果があります。

心臓や血管にも負担が少なく、脂肪を燃やすのにも最高。８分回すだけで、１００ｋｃａｌも燃焼。運動が苦手な人にもおすすめ。

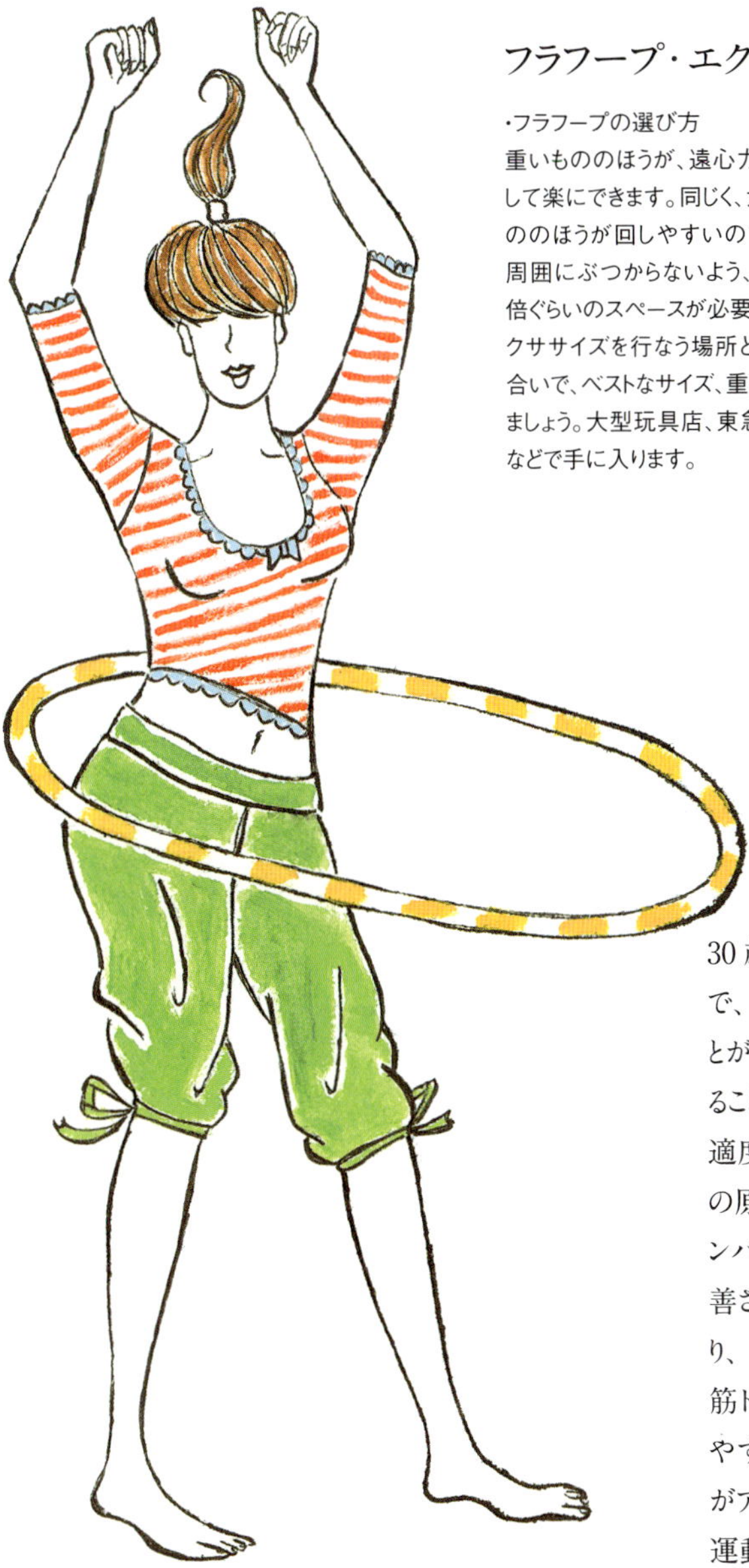

## フラフープ・エクササイズ

・フラフープの選び方

重いもののほうが、遠心力を利用して楽にできます。同じく、大きなもののほうが回しやすいのですが、周囲にぶつからないよう、直径の倍ぐらいのスペースが必要です。エクササイズを行なう場所との兼ね合いで、ベストなサイズ、重さを選びましょう。大型玩具店、東急ハンズなどで手に入ります。

・エクササイズのやり方

好きな音楽に合わせ、10〜15分フラフープを回すだけ。右回り、左回り、両方行なうほうがベター。週に5〜6回が理想的です。

フラフープを早く回せば、有酸素運動の効果が高まり、ゆっくり回せば筋トレに。ただし、ゆっくり回し続けるのははじめは難しいかも。

小さなフラフープだと、大きいものより回す回数が増え、運動強度が上がりますが、こちらも難しいので、まずはできるだけ大きなものから始めてみてね。

**POINT**

30歳を過ぎると代謝が一気に落ちていくので、筋肉量をつけて代謝量を上げていくことがキー。定期的に筋力トレーニングをすることが大切です。

適度なエクササイズは、くすみ肌や肌荒れの原因となる体の毒素を流してくれます。リンパの流れは運動かマッサージでしか改善されないため、運動不足ではリンパが滞り、老廃物がたまる原因に。

筋トレは、アンチエイジングに効き、痩せやすい体をつくる成長ホルモンの分泌量がアップすることも知られています。有酸素運動と筋トレ、どちらかを、1週間に5回。時間は15分でOKです。ただ、筋トレは毎日行なわず、トレーニングをした次の日はお休みを。筋肉は修復する時間が必要なのです。

# 20歳の肌は生まれついたもの。40歳の肌は生きてきた結果。60歳の肌は生活習慣の賜物。

高校生のころスキンケアに関して聞いた言葉を、今も忘れずに覚えています。私はある講習に通っていました。その講師の方は60代の女性なのですが、驚くほどに、透き通って輝くほどの肌の持ち主でした。何を使うとそうなるのか、興味津々でした。

天然のアプリコットの実からできたオイルや、ホホバオイルなど、良質の天然オイルが肌によいことなど、今でも役に立っていることを教えていただきました。食だけでなく、スキンケアもオイルが大切だったのです。

なかでも印象深かったのは**「肌にだって、私たちが食べられないものをつけてはいけない」**ということ。

肌に塗るスキンケア製品やシャンプーなどの成分のいくつかは、血管を通して体内へ吸収されてしまいます。市販の一般的な製品には、化学物質、合成香料、着色料などがたくさん使われています。残念ながら、これらの化学物質には問題のあるものも多いのです。すべて化学物質の入らない商品を揃えることは難しいでしょう。私もメイク製品は化学物質が入ったものを使っています。ただ**直《じか》に吸収されるスキンケアは、食と同様に、できるだけ上質のものを。成分表を見て、賢く選ぶことをおすすめします。**

肌が不調に傾きやすい人は、化学物質フリーのナチュラルでオーガニックのスキンケア製品を試してみてはいかがでしょうか。海外ブランドが多いようですが、日本でも手に入りやすくなりました。

ハンドメイドでも簡単に、上質なホームケア・コスメが作れます。私はスクラブなどのスペシャルケア用のみ手作りしますが、日常のお手入れアイテムもできますよ。手作りならば、口に入れられるものだけでも作れます。それに自分の好きな香りの精油を使えば、心までほどけていく至福の時間を過ごすことができます。せっかくアボカドやオリーブオイルで内側から潤した肌です。外側からも丁寧《ていねい》にケアして、乾燥知らずのふっくらもちもち肌で過ごしましょう。

スキンケア

# 肌へのオイルを怖がらない。「とりすぎず、つけすぎない」が美肌への近道。

いい食べ物こそ、シルキー肌の基本。
でも正しいスキンケアで、
その先の美しさを目指しましょう。

## 朝のお手入れ

### 1. 洗顔

私は、まずホホバオイルを目の下に少量塗ります。そしてぬるま湯をパシャパシャと30回、すすぐように顔にかけて終わりです。石鹸は、肌に大切な皮脂膜も落としてしまうので、使いません。オイルを使うのは、目元の薄い皮膚から脂分がとれすぎないように保護するため。できればオーガニックで、精製されていない上質なオイルがおすすめ。ホホバオイルは、肌の皮脂に近い組成を持っているので、敏感肌からオイリーまでどんな肌タイプの方にも適しています。石鹸や洗顔料を使うときは、刺激の少ないものを選びましょう。

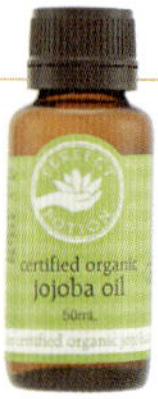


<パーフェクトポーション>オーガニックホホバオイル(50㎖ 2,000円)

### 2. 保湿

洗顔後の肌が湿っている間に、<ジュリーク>の美容液か、<ローズ ド マラケシュ>の美容水でしっかり保湿。

ジュリークはローズ、カモミールなどの精油と、ハーブエキスを贅沢に配合。明るい気持ちを誘うフローラルアロマは、一日のスタートにぴったり。セラム ド ローズはダマスクローズの蒸留水、オードローズとローズオイルが主成分。1本で化粧水と乳液をかねるのも、うれしいポイント。

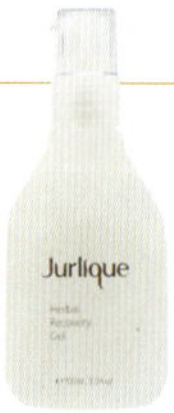


<ジュリーク>ハーバルバランシングジェル(30㎖ 12,600円)

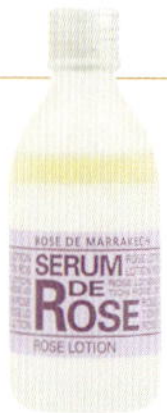


<ローズ ド マラケシュ>セラム ド ローズ(120㎖ 4,620円)

**○普段より乾燥を感じたら**

乾燥肌は小ジワなど肌トラブルの原因に。カサつきが気になったら、<トリロジー>のローズヒップ・オイルを、保湿液に2、3滴混ぜます。軽やかなテクスチャーなので肌への吸収がよく、ベタつきの心配はいりません。

目元の乾燥も小ジワのもと。洗顔で使ったホホバオイルなど、お好みのオイルを目の下や横に塗り、しっかりケアを。

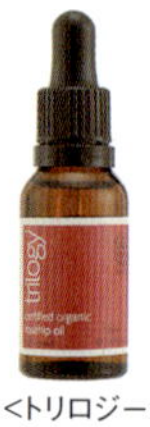


<トリロジー>ローズヒップオイル(20㎖ 3,990円)

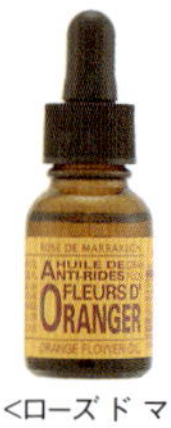


<ローズ ド マラケシュ>オレンジフラワーオイル(15㎖ 4,200円)

# 夜のお手入れ

## 1. クレンジング・洗顔

メイクを落とす夜の洗顔でも、石鹸は使いません。ダブル洗顔の必要がないディープクレンジングオイルでメイクと汚れをオフ。そして朝と同様、ぬるま湯でパシャパシャと30回すすぎます。

ビタミンEを含み、アンチエイジング効果が高いアルガンオイルがたっぷりなので、スキンケアをしながらウォータープルーフのメイクまできれいに落とせます。

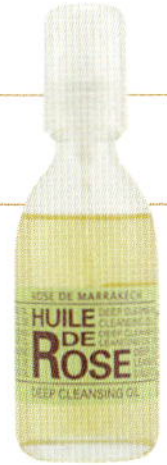


<ローズ ド マラケシュ>ディープクレンジングオイル（120mℓ 4,200円）

## 2. 保湿・潤いを閉じ込める

朝の2、3のステップと同様にお手入れ。ローズの甘美な香りに癒されて一日が終わります。

## 3. 潤いを閉じ込める

保湿のあとは、クリームを顔全体に。日本では発売されていませんが、＜アスペクト＞のフィトスタット9というクリームを使っています。

これはオーストラリアの製品で、鉱物（石油）由来の原料や、人工保存料・着色料、合成香料などを一切含まず、肌にやさしい素材を厳選した秀逸なもの。いろいろな製品を試してきましたが、このクリームほど素晴らしいものはありません。

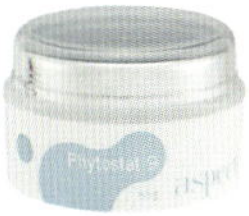

<アスペクト>フィトスタット9（私物）

### ○日中の乾燥に

肌のカサカサ信号を察知したら、スプレータイプの化粧水ミストを顔にシュシュッとします。メイクの上からでも使えるので、オフィスの乾燥対策にも。

鎮静効果の高いラベンダーが肌荒れを防ぎ、しっかりと保湿。心やすらぐアロマが、精神のバランスも整え、ストレスも和らげてくれます。

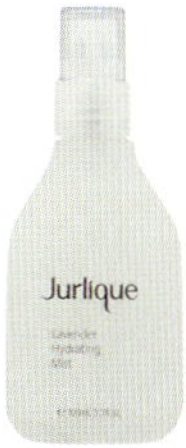


<ジュリーク>ラベンダーミスト ハイドレイティング（30mℓ　2,940円）

### ○週に数度は ディープクレンジング

スキンケアの効果を高めるために、やさしく余分な角質をとり除きましょう。P.82～のお手製レシピであれば、週に1、2回。＜ジュリーク＞のゴマージュは毎日OKです。クリームペースト状の泡立たないタイプで、アーモンド、オートミール、はちみつなどの成分が、古い角質を穏やかにとり除きます。

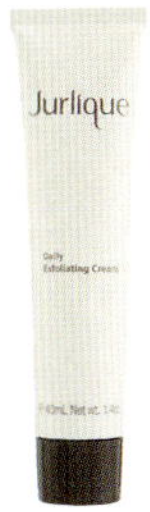


<ジュリーク>デイリー エクスフォリエイティングクリーム（40mℓ　3,675円）

シンプルすぎて、びっくりしましたか？私は乾燥肌ですが、これで十分なのです。日本女性は美容に熱心で、特にスキンケアを大事にしますね。でも、肌の状態を見ないで、石鹸《せっけん》で洗いすぎていませんか？よい肌の状態とは、油分と水分のバランスがとれた肌。清潔に洗い上げることばかりに重きを置き、バリア機能を果たす油分も落とし、乾燥肌を自らつくっている気がします。

肌に一番いいオイルは自分の皮脂膜。いいものを落とし、いろいろ重ねるのは逆効果。皮脂膜を落としすぎず、潤いを保つために、肌にもいいオイルが必要なのです。良質なオイルなら、吹き出物などの心配はありませんよ。

選び方

# スキンケアコスメも原材料に気を配って、自信が持てるもち肌へ。

食材以上に、コスメの原料を知るのは難しいもの。効果を求めるあまり、美と健康を阻む恐れのある原料が入る商品を選んでいる可能性も。「自然派製品」をうたうコスメにも、イメージを売りにしているだけで、中身と現実が異なるものもあり要注意です。過度に神経質になる必要はありませんが、スキンケアコスメも原材料を見て選ぶこと。自然由来の上質の素材ベースを選ぶのがベストです。

## 日焼け止め

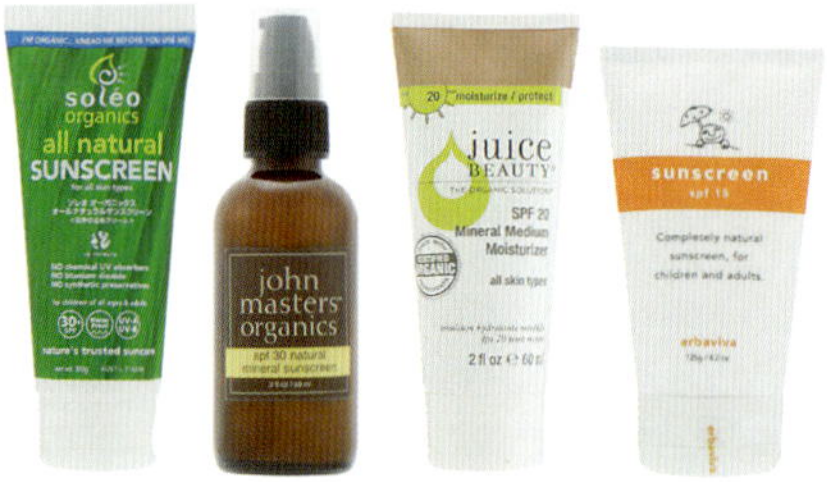


1 2 3 4

1 <エルバビーバ>チルドレンサンスクリーン SPF15 （125g 3,990円）

2 <ジュース ビューティ>ミネラルモイスチャライザー ミディアム SPF20 （60mℓ 5,250円）

3 <ジョンマスターオーガニック>ナチュラルミネラルサンスクリーン SPF30 （59mℓ 4,515円）

4 <ソレオ>ソレオオーガニックス SPF30 （80g 3,675円）

紫外線ブロックは美肌の基本。ただ、SPF値の高い日焼け止めでよく使用されている「紫外線吸収剤」には、環境ホルモン作用（ホルモンに悪影響の恐れ）の疑いが多数の研究で指摘され、相当量が肌から吸収される可能性が高いようです。知らないと怖いですよね。長く肌にのせるものなので、コスメ選びの一番の要にしてください。おすすめの日焼け止めをご紹介します。

## クレンジング

オイルクレンジングで吹き出物が出た経験のある方。使ったクレンジング剤に「ミネラルオイル（鉱物油）」が入っていませんでしたか？ これは石油からできており、市販品の多くに入っています。その結果、毛穴を詰まらせやすく、吹き出物が出やすくなるのです。

安心なクレンジングとして、ホホバオイルを使ってもいいでしょう。皮脂に一番近いので、負担がありません。食用オイルならアーモンドオイルもよいですね。

ただ、オイリースキンの方は、オイルクレンジングが向かない場合もあります。オイリースキンの方へのおすすめは、ホホバオイル、ヘーゼルナッツオイル、スウィートアーモンドオイル、アプリコットの種オイル（杏仁油）または普通のマイルドな洗顔フォームです。

## シャンプー＆コンディショナー

シャンプーやヘアケア剤には、実にたくさんの化学物質が使用されています。とろみや、泡立ちを増すために、どんどん原材料が増えていっています。特に艶をうたう製品に必ずといっていいほどに入っている、ジメチコンなどのシリコン類もできれば避けたい物質です。毛穴から体内に吸収されることもあるので、特に注意して。シャンプー、コンディショナーは、髪と頭皮にやさしい成分を使ったものをおすすめしたいと思います。

**できれば避けたいコスメ原材料**

パラベンなど合成保存料
フタル酸類
ラウリル硫酸ナトリウム
シリコン類（ジメチコンなど）
合成香料
合成着色料
ホルムアルデヒド
石油化学製品（鉱物油など）
ナノサイズ粒子

手作りコスメ

# ハーブやオイルの力を味方に。ほんのひと手間かけて、極上の肌を育てましょう。

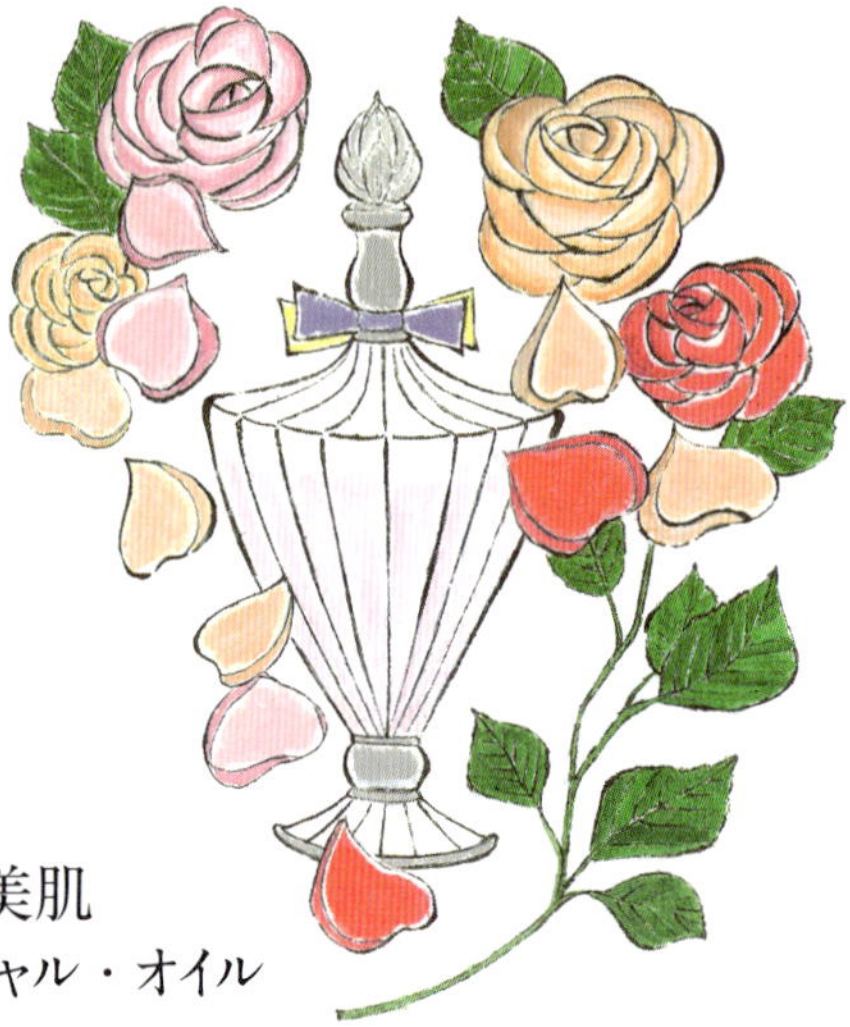

## ばら色美肌
## フェイシャル・オイル

オイルマッサージで保湿と血行を促進。香りにうっとりして、リラックス効果も期待できます。

《材料》
・ローズ・エッセンシャルオイル　4滴
・ラベンダー・エッセンシャルオイル　2滴
・スウィート・アーモンドオイル　30 ㎖（大さじ2）
・ホホバオイル　小さじ1

《作り方》
上の材料をまずよく混ぜます。それを顔に塗り、5分間やさしくマッサージしてください。その後、ティッシュでそっと拭きとり、フローラルミストをスプレーします。肌がしっとりしますよ。

安全で美肌効果の高い手作りコスメが、簡単にしかも安価にできるとしたら、トライしてみたいと思いませんか。材料は、ほとんどがキッチンにある、自分の口に入れられるもの。そして、肌機能と気分を高めてくれるハーブやエッセンシャルオイルです。

ハンドメイドでもやはりオイルがポイントになります。基本となるオイルは、皮脂に近いホホバオ

## スイート美肌クリーム

週1回のご褒美美肌パックで、クリアな輝きを放つ肌に。

《材料》
- 小さくみじん切りにしたアーモンド　大さじ 1
- プレーンヨーグルト　大さじ1
- いちごかブルーベリー　1、2粒
- にんじんオイル　10滴
- ローズ・エッセンシャルオイル　4滴

《作り方》

材料をすべてミキサーに入れ、クリーム状になるまでミキサーにかけます。顔全体にのばしたら、ローズ・ウォーターをしみこませたコットンを目の上に置きます（なければ普通の化粧水でも）。

そのまま 10 ～ 15 分、肌に栄養をたっぷり届けます。

ぬるま湯で洗い流したあと、ラベンダー保湿ミストをスプレーして、お肌を休ませましょう。

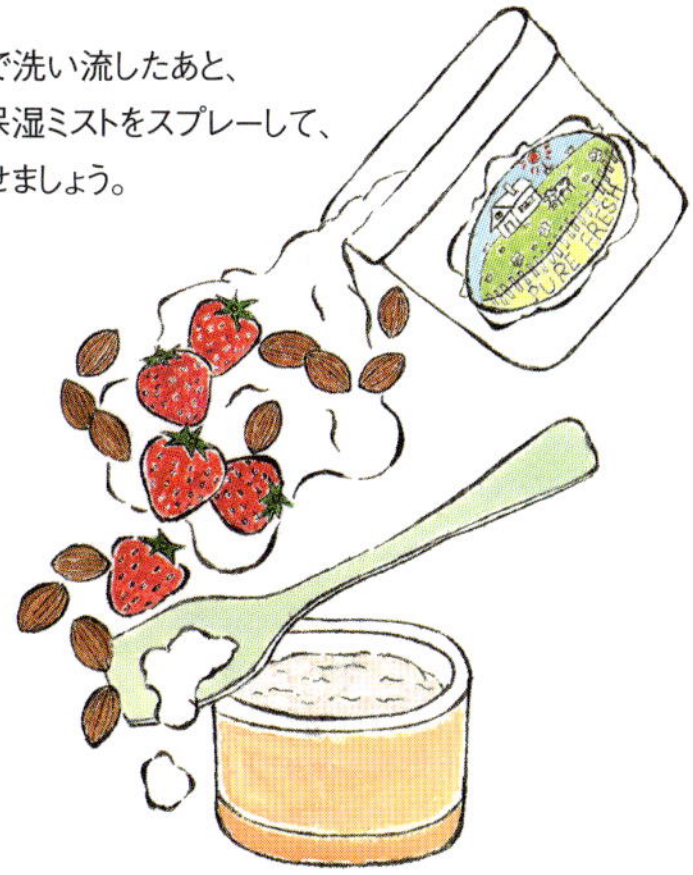

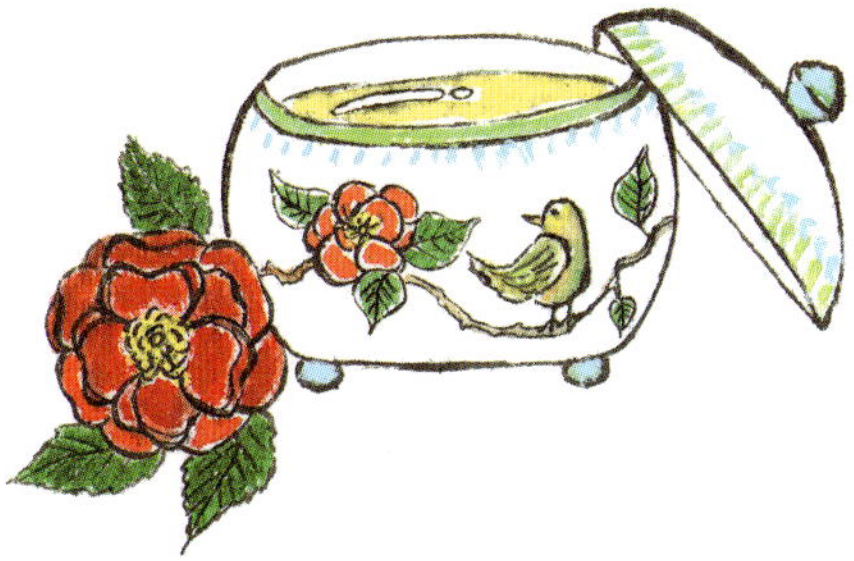

## カメリアオイルのヘアパック

髪が潤い、艶が出ます。頭皮のディープクレンジング、マッサージで血行が促進され、しなやかな美髪へ。

《材料》
ツバキ油　大さじ2～適量

《作り方》

ツバキ油を手のひらにとり、指のほうに薄くのばします。頭皮にツバキ油をしみこませるようにして、まんべんなくマッサージします。

毛先にもツバキ油を少量のばしたら、ホットタオルを作り、髪と頭皮が隠れるように巻きます。シャワーキャップをかぶって、20 分休みます。

シャンプーで2度洗いします。頭皮を丁寧に洗いましょう。リンスをつけないで、すすぐだけにするとデトックスできます。

そのままだときしむような気がする人は、洗面器にお酢を小さじ 1 杯たらしたものでリンスします。

イル、スクワランオイル。食用なら、アーモンドオイルやマカダミアナッツオイルがおすすめです。

油分には農薬成分が蓄積されやすいので、オーガニックの上質なオイルがベスト。精製されたものより未精製のもののほうが効果が高いでしょう。

オイルは酸化しやすいので、遮光性のガラスのボトルに入ったものを使用し、冷暗所で保管します。

エッセンシャルオイルは、種類によって効能が違います。気に入ったものを探してみて。妊婦や持病のある方は必ず主治医と相談のうえでご使用くださいね。

肌の弱い方は、パッチテスト（肘の内側に1、2滴つけて、肌に異常がないか調べる）を忘れずに。

## ナチュラル・スクラブ
## （角質除去）

歳を重ねると、肌のターンオーバーが遅くなるもの。ときどきスクラブオフすると、スキンケアの浸透が高まり、美肌効果アップ。くすみもとれ、ワントーン明るい肌に導きます。ただ、どのスクラブでもゴシゴシこするのは絶対だめ。マシュマロのように、やさしくお手入れを。週に1、2回が目安。

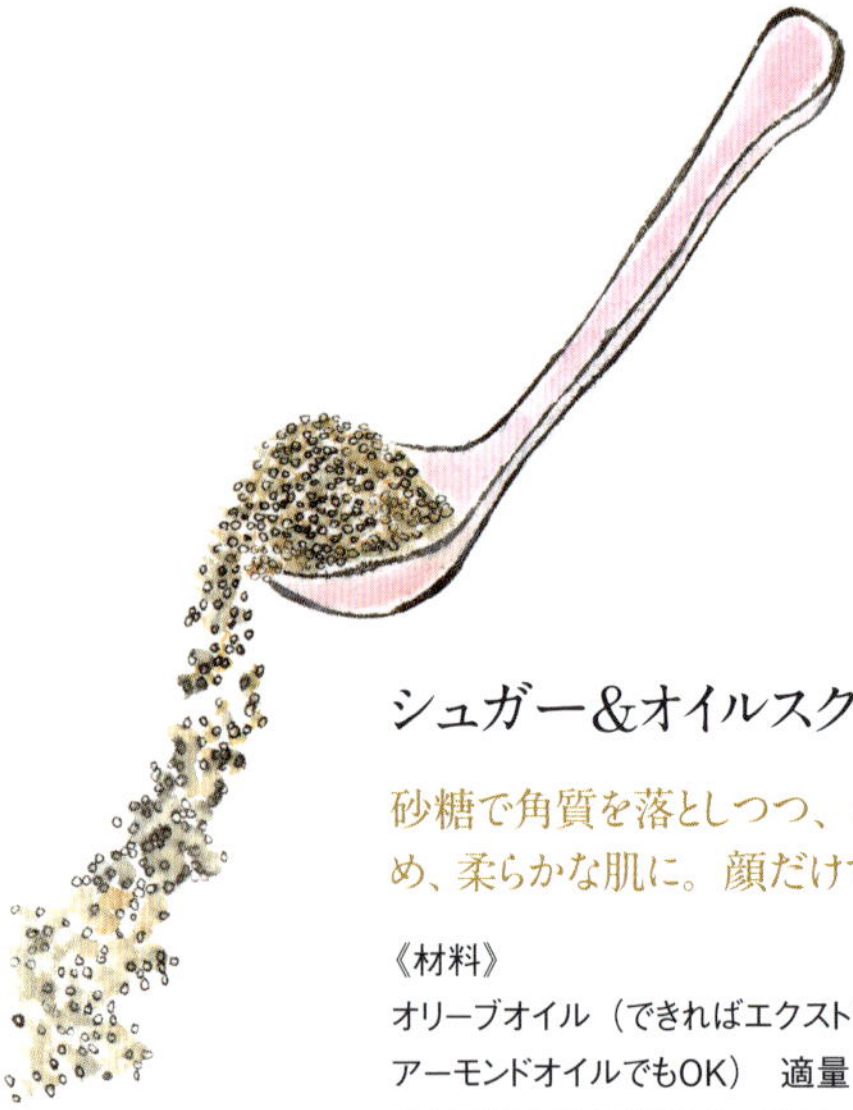

### シュガー&オイルスクラブ

砂糖で角質を落としつつ、オリーブオイルで肌の再生力を高め、柔らかな肌に。顔だけでなく、唇、ボディにも使用できます。

《材料》
オリーブオイル（できればエクストラバージンを。マカダミアナッツオイルや、アーモンドオイルでもOK）　適量
粒子が細かめの黒砂糖　適量

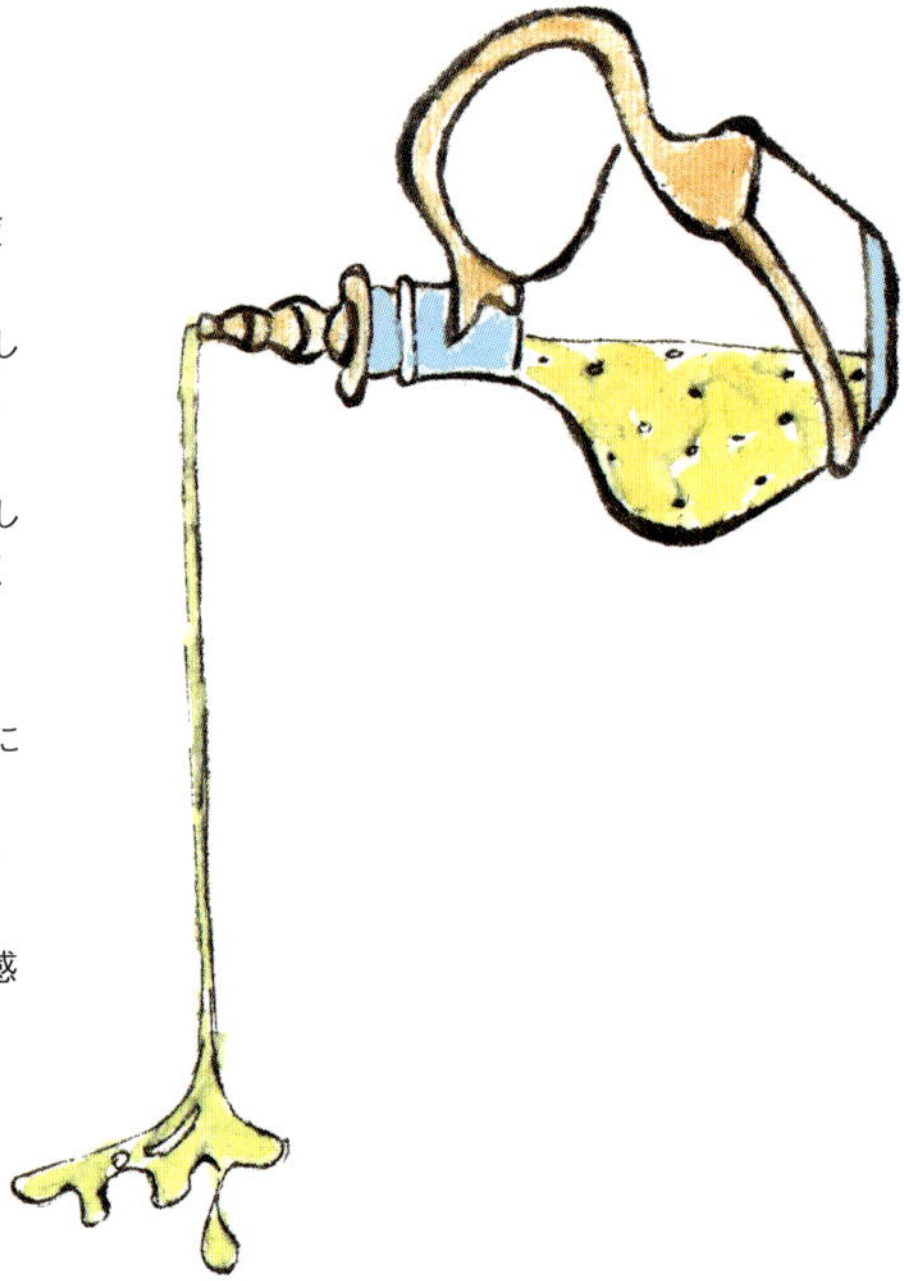

《方法》

ホットタオルを顔にのせ、肌を柔らかくします。

オリーブオイルを手にとり、したたり落ちない程度に顔に塗ります。

次に黒砂糖を、まず頬の上にのばし、次にやさしく顔全体をマッサージしながら広げていきます。けっしてゴシゴシこすらないこと。

頬、額、鼻など各パーツ20～30秒間、やさしくマッサージします。目のエリアは敏感なので、軽くひとなでくらいに。

マッサージし終わったら、ぬるま湯で顔をすすぎ、砂糖を完全に洗い流してください。このままだと顔にはオイルが残っている状態ですので、湿らせたタオルで顔をやさしく拭くか洗顔をして、完全にオイルをとります。強くこすらないこと。

ペースは、1週間に1回程度。なめらかで透明感のある肌を保ちましょう。

## ソーダスクラブ

重曹（ベーキングソーダ）は安価なので、お手軽スクラブに最適。肌本来の明るさを取り戻せます。肌のざらつきが消え、洗い上がりはつるつるに。やはり、肌の上でゴシゴシこすりすぎず、ソフトにマッサージし、完全に洗い流して。

ただ、強めのスクラブなので、目の周りは避け、肌の調子を見ながら、週に１回ぐらいを目安に。髪につくと油分がとられてゴワゴワになるので、つけないよう注意。

《方法》

○乾燥肌の方

洗顔料に小さじ1、2の重曹を加えて、よく混ぜ、泡立てます。そして通常のスクラブのように、マッサージしてください。

洗い流したら、必ず通常のスキンケアをして保湿を忘れないこと。

○オイリー肌の方

顔を濡らしてから、小さじ 1/4 の重曹を手にとり、水を少々含ませ、ペースト状にします。円を描きながらやさしくマッサージし、洗い流します。石鹸洗顔は不要です。洗い流した後は必ず化粧水でお肌を整えてくださいね。

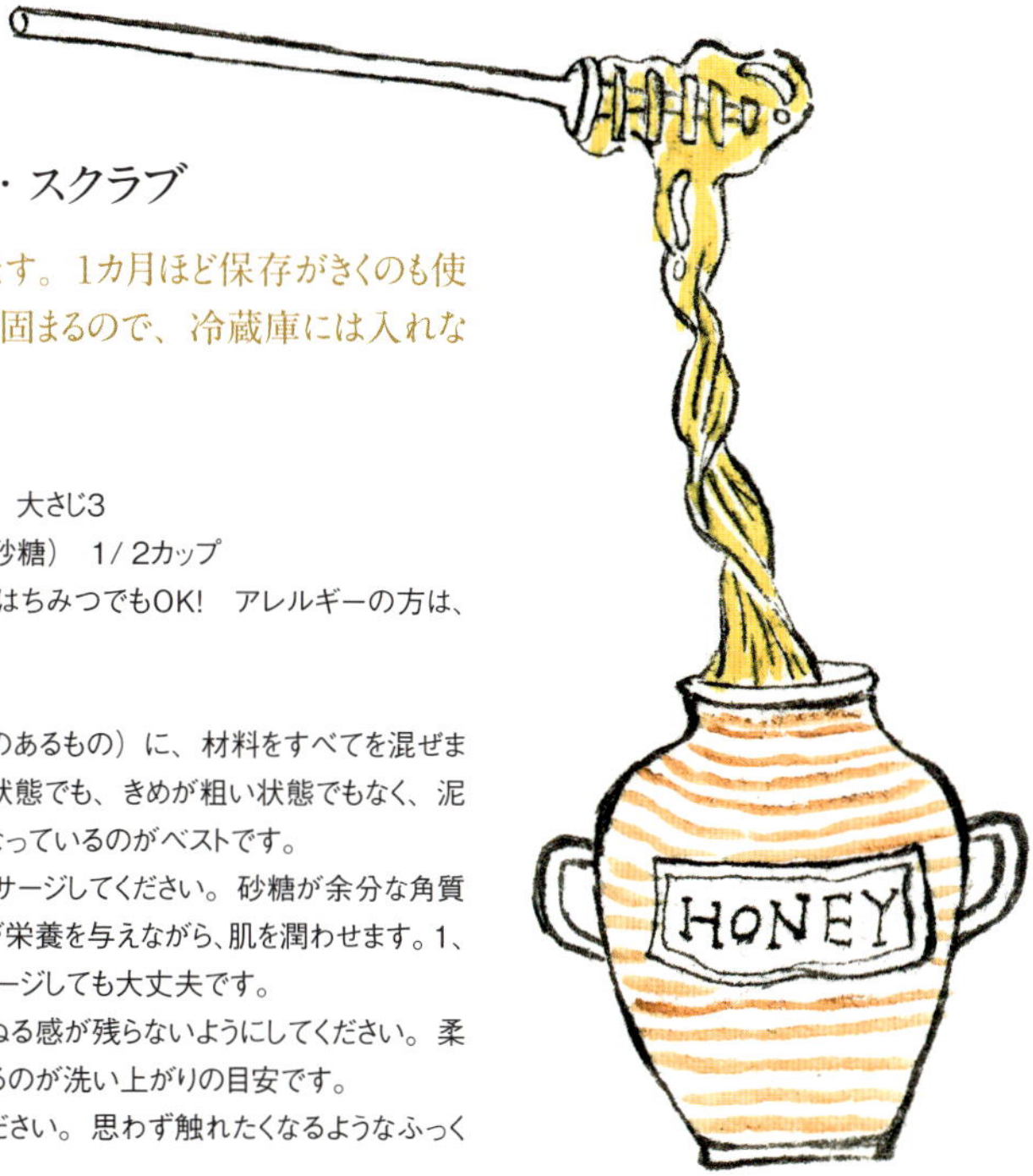


## ハニー・トリートメント・スクラブ

ボディ・スクラブとしても使えます。1カ月ほど保存がきくのも使い勝手のよいところ。オイルが固まるので、冷蔵庫には入れないでください。

《材料》

エクストラバージン・オリーブオイル　大さじ3

粒子が細かめの砂糖（できれば黒砂糖）　1/ 2カップ

はちみつ　大さじ2（どんな種類のはちみつでもOK!　アレルギーの方は、アロエヴェラで代用）

《方法》

プラスチック容器（保存用に蓋のあるもの）に、材料をすべてを混ぜます。水っぽい状態でも、油っぽい状態でも、きめが粗い状態でもなく、泥のようなねっとりとしたペースト状になっているのがベストです。

洗顔後、顔に塗り、やさしくマッサージしてください。砂糖が余分な角質を落とし、オリーブオイルとはちみつが栄養を与えながら、肌を潤わせます。1、2分間、肌の上に置いてからマッサージしても大丈夫です。

ぬるま湯でよく洗い落とし、ぬるぬる感が残らないようにしてください。柔らかでしっとりとした質感になっているのが洗い上がりの目安です。

顔を拭いて、化粧水で整えてください。思わず触れたくなるようなふっくら肌になれるでしょう。

# ハンドメイド・エステ

月に1回、または大事なお出かけの前の日に、ゆっくりと自分の肌をいつくしむ時間を持ちましょう。心のデトックスにもなります。手間をかけた分だけ、肌はこたえてくれます。

《材料》

◎スチーム用

カモミールかペパーミントのティーバッグ　5つ

◎スクラブ用

きめ細かな砂糖　お好みで

オリーブオイル　お好みで

◎オイリースキン用フェイスパック

乾燥オートミール　適量

卵白　1個分

◎化粧水

冷水　小さじ2

レモン汁　小さじ1/2

純リンゴ酢　適量

《方法》

1. まずは汚れをオフ

いつも使っている洗顔料で、まず顔を洗います。ただ刺激の強い石鹸は避けてください。

2. スチームでさらに汚れを落ちやすく

洗顔後、毛穴を開くため、自然のスチームを作ります。1ℓの水を沸騰させ、洗面器に注ぎます。

熱いうちに、カモミールかペパーミントのティーバッグ5つを洗面器に入れます。そして頭の上から乾いたタオルをかぶり、そのまま水蒸気が当たるようにして2分間。これを3回繰り返します。

3. 余分な角質をオフ

砂糖とオリーブオイルを混ぜてスクラブを作ります。その割合はあなたのお好みでOK！　ただ、きめの粗いザラザラしたスクラブは、肌を傷めますので注意してください。

肌と唇の上にスクラブをのせ、顔の上方向にやさしくマッサージ。オイリースキンの方は、Tゾーンを念入りに。そして完全に洗い流します。

4. フェイスマスクで栄養を浸透

ドライスキンの方は、乾燥保護用にリッチなフェイスクリームを塗ります。手持ちのフェイスクリームにラベンダーのエッセンシャルオイルを2、3滴加えると、保湿だけでなくリラックス効果が高まっていいですよ。そのあと5分休んで、洗い流します。

オイリースキンの人は、乾燥オートミールに、卵白1個分を加えたマスクがおすすめ。どろりとした状態になるまで混ぜ合わせたら、顔の上に均一にのばします。そのまま15分休んで、洗い流します。

5. 最後に毛穴に蓋を

化粧水で毛穴を締めます。お好みに合わせ、レシピは2つ。冷水小さじ2に、レモン汁小さじ1/2を混ぜたものを手でつけます。またはコットンに純リンゴ酢をしみこませたもの、どちらもおすすめです。もっと手軽にすますなら、氷水でも十分です。そして、いつものご自分の美容液や保湿剤を塗り終了です。

このあと外出するときは、自然派日焼け止めを塗ってください。

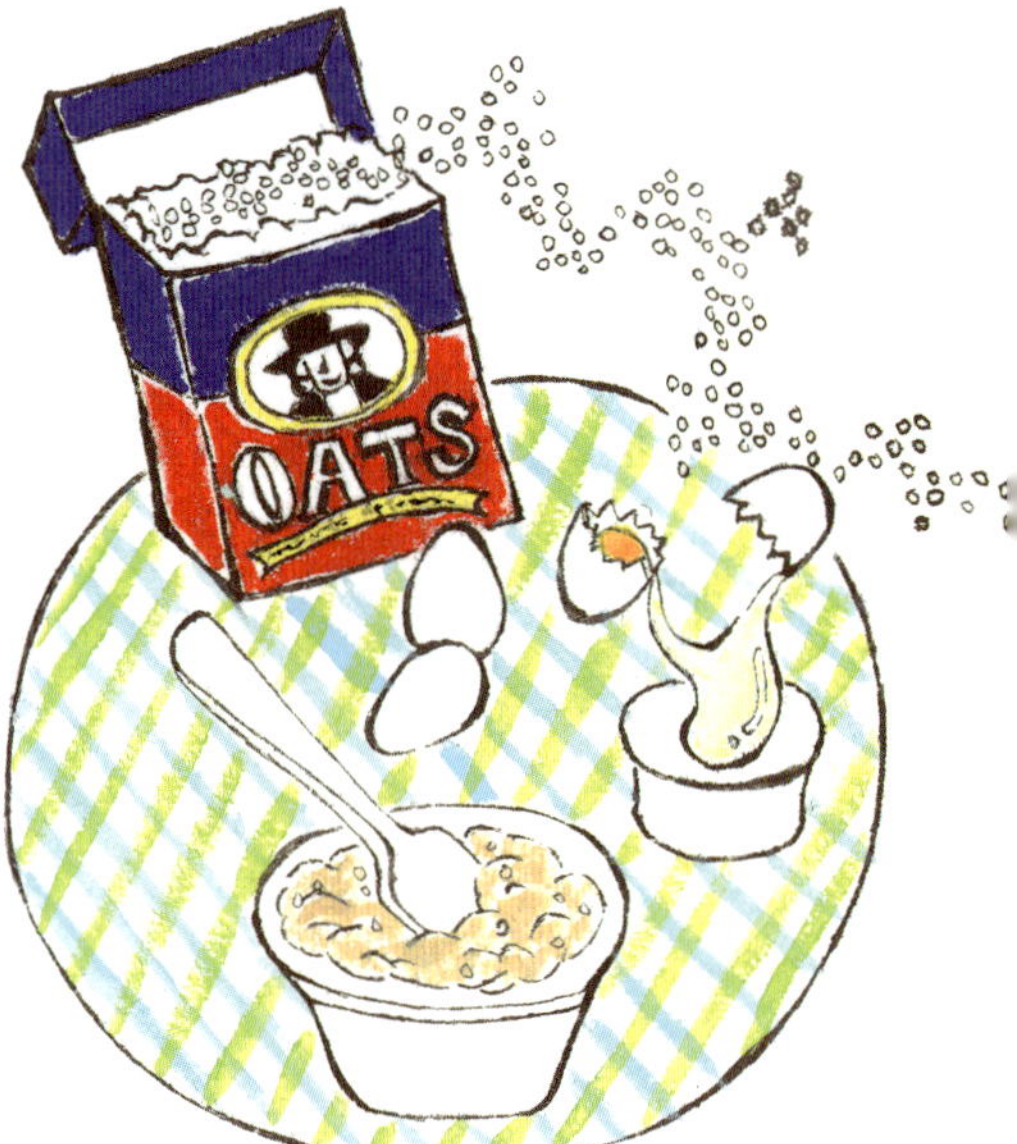

# 〔 目もと・口・毛穴 〕

ミントで息さわやか

## マウスフレッシュナー

市販のものよりすっきりするのに、刺激が少なくて、心地よさ感だけがたっぷり。保存料が入っていない分、いつも作りたて、新鮮で安心です。ミントは集中力を高めるので、オフィスで疲れたときにも。

《材料》

・ペパーミント・エッセンシャルオイル　4滴（フレーバーを感じたい人は、もう少々加えてもOK）
・スペアミント・エッセンシャルオイル　4滴（フレーバーを感じたい人は、もう少々加えてもOK）
・蒸留水かミネラルウォーター　25㎖

《作り方》

水を小さめの霧吹き（アトマイザー）に入れ、エッセンシャルオイルを風味付けに入れます。使用前によく振り、お口にシュッとしましょう。
アトマイザーは遮光性のガラスがベストです。

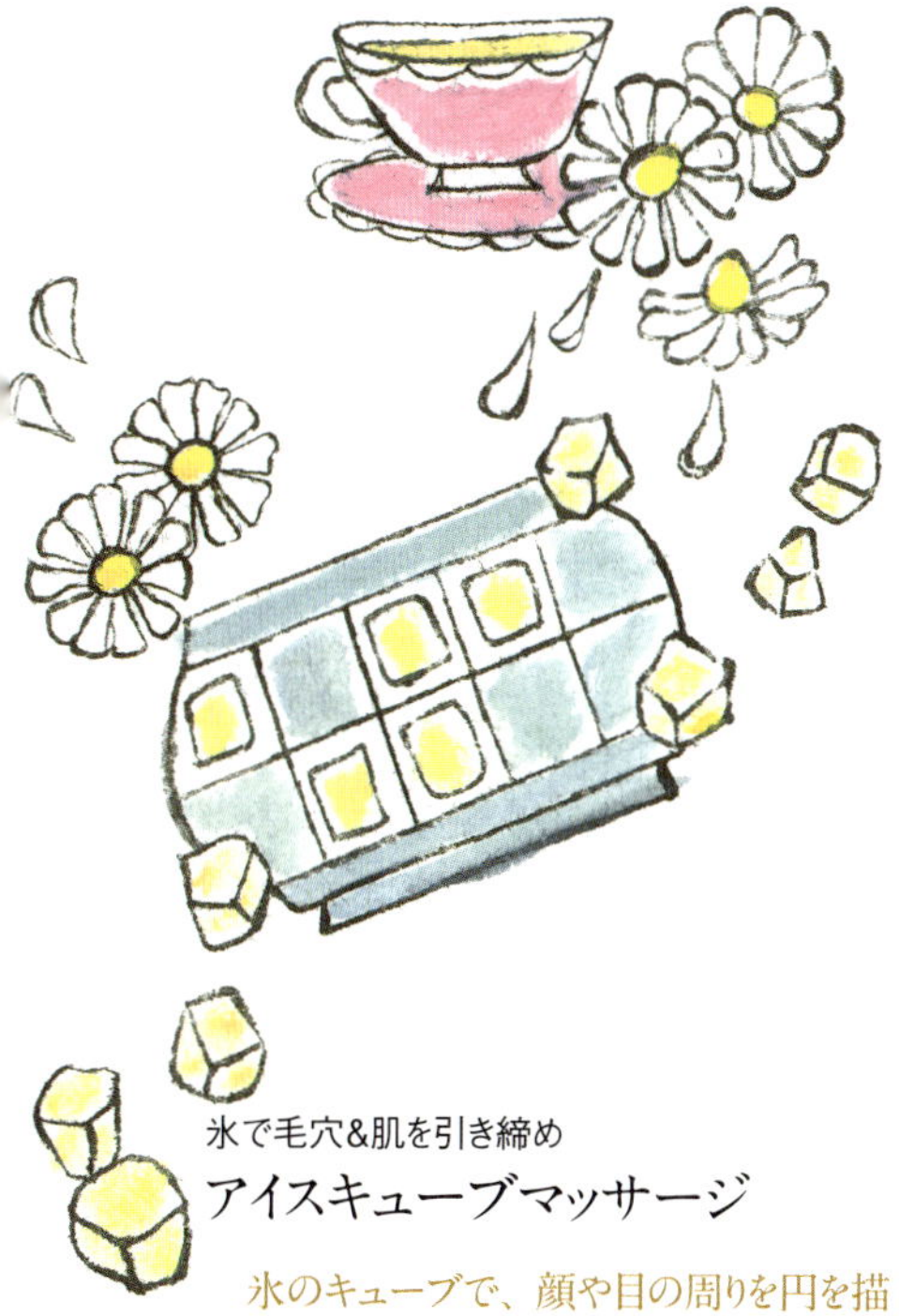

氷で毛穴&肌を引き締め

## アイスキューブマッサージ

氷のキューブで、顔や目の周りを円を描くように朝晩マッサージしましょう。スキンケアの前にするのがいいですね。毛穴の引き締めと、肌に張りをもたらします。また、起きたら目がパンパンに腫《は》れていた、というときにも効きますよ。

氷を水ではなく、ローズ・ウォーターかカモミールティーを凍らせて作ると、香りでリラックスできるだけでなく、もっと美肌効果が期待できます。作り方は簡単。市販のローズ・ウォーターか、カモミールティーを氷のトレイに入れて凍らせるだけです。

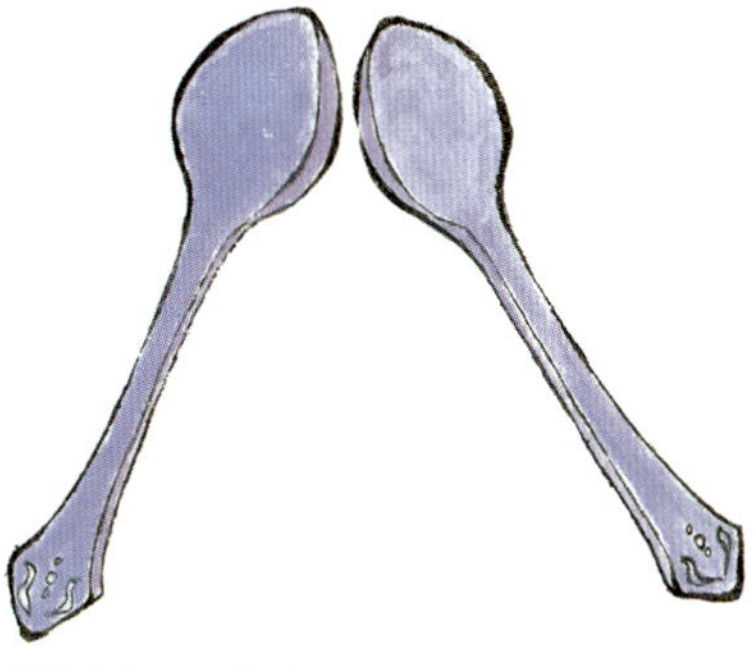

目のむくみスッキリ！

## スプーンマジック

ステンレス製のスプーン2つを、冷凍庫に10分入れておきます。取り出したスプーンを、目の上に2、3分置きます。

寝起きの目のむくみも見事すっきりしますよ。お出かけ前にどうぞ。

贈り物

# 「ありがとう」「おめでとう」の気持ちと一緒に美しさもおすそわけしましょう。

感謝の気持ちを表すのに、相手の負担にならない、でも想いは伝わる素敵なスモールギフトを贈りたいもの。

おつかいものには今まで、とりあえずお菓子を選んでいた人も多いのでは？　でもここまで読んでくださった方なら、ただお菓子を選ぶというのは躊躇《ためら》ってしまうのではないでしょうか。そんなときはもっと積極的に美と健康をおすそわけできるアイテムはいかがですか？

## ギフトだからうれしい、上質なスキンケア用品を

女性なら、誰もが喜んでくれそうな、質のいい、でも使ってなくなるスキンケア用品は相手を選びません。ハンドクリームはハーブをたっぷり配合しているので、しっとりするだけでなく、香りで癒し効果が。マッサージ用オイルは、セルライト対策専用のもの。よりスペシャル感が出ます。マジックソープは、オーガニック素材を使って、メイクも、髪の汚れも落とせるという優れもの。

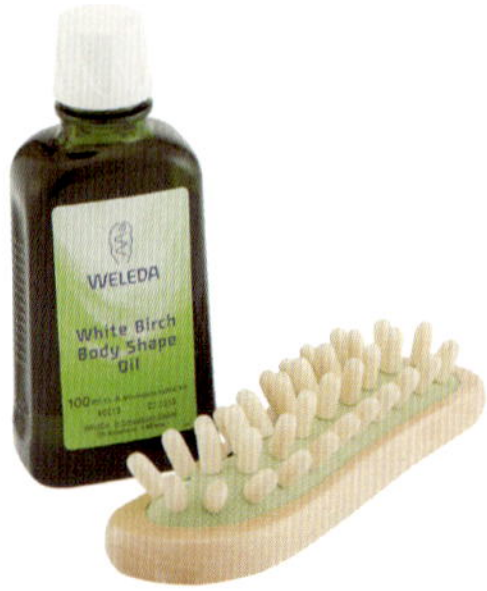


<ヴェレダ>ホワイトバーチボディシェイプオイル（100mℓ　ボディ・マッサージ用オイル／3,990円）、ボディシェイプブラシ（1,470円）

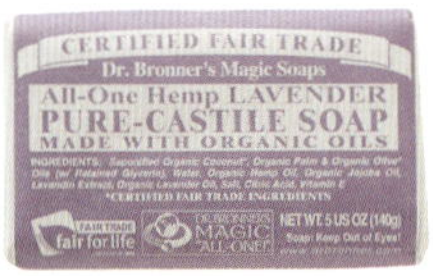


<Dr.ブロナー>マジックソープバー ラベンダー（140g　882円）

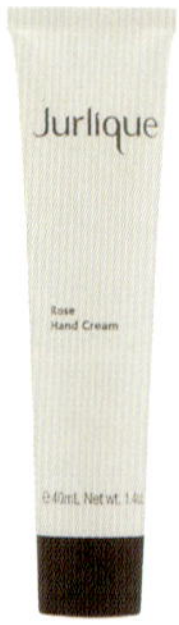


<ジュリーク>　ハンドクリーム　（ローズ）（40mℓ　3,675円）

## リラックスタイムをプレゼント

いつもスケジュールがいっぱいで、疲れを感じていそうな友人には、リラックスタイムをプロデュース。精油はバーナーがなくても、布に含ませたり、お湯にたらしたり。大豆油使用のキャンドルは、柔らかな香りです。また、より安らかな眠りのためにアイマスクをつけてもいいですね。

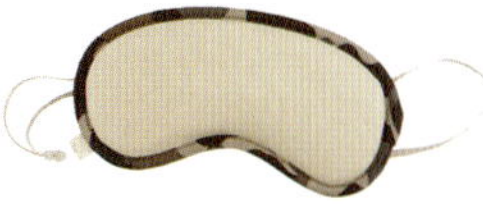

<イオンドクター>アイマスク(1,890円)

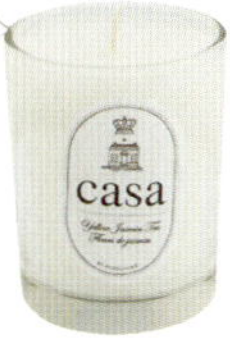


<casa>ソイキャンドル(1,418円)

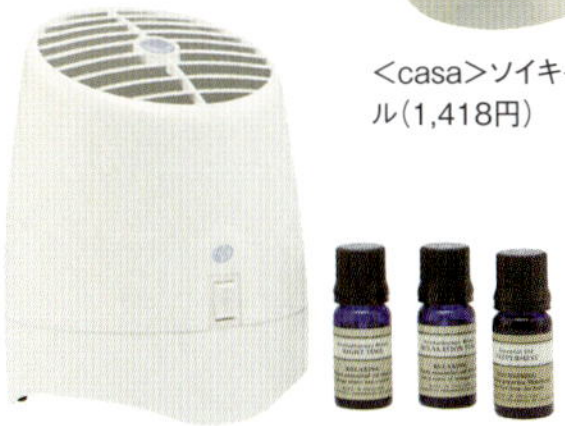

<ニールズヤード レメディーズ>アロマストリーム(アロマのバーナー)(8,190円)、エッセンシャルオイルペパーミント(2,205円)、レモングラス・オーガニック(2,310円)、ラベンダー(2,310円)

## 知りあって間もない方へエコなギフトはどう?

どういうものがお好きなのか、わからない人へのギフトは大いに悩みますね。実用的でも、デザインが素敵で、かつエコなギフト。そのプラスαに、気持ちを感じてもらえたら。相手の趣味をまだよく知らないときに、エコバッグはほどよく便利で、重宝されるもの。美と健康だけでなく、環境にも、コンシャスなあなたを知ってもらうきっかけに。

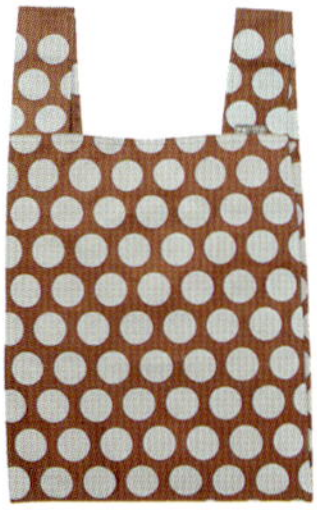

<MOTTERU>ポケッタブルバッグL(840円)

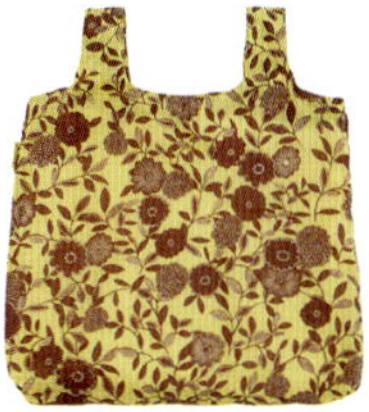

<ライゼンタール>ミニマキシショッパーS(840円)

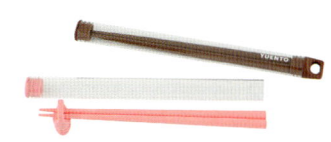

<ユエント>エコ・ポケ・マイ箸(1,260円)

## おつかいものにもいい食べ物

消えもののお菓子はおつかいものに最適ですが、受け取る方の体にダメージを与えては、感謝の気持ちが半減してしまうというもの。

料理の好きな方にはお塩を、女性やお子さんのいる家庭にはオーガニックのお菓子を、本格的な味を好む大人のお宅へはお茶やコーヒーを、などと招かれるおうちに合わせ、相手の顔を思い浮かべながら選んで。

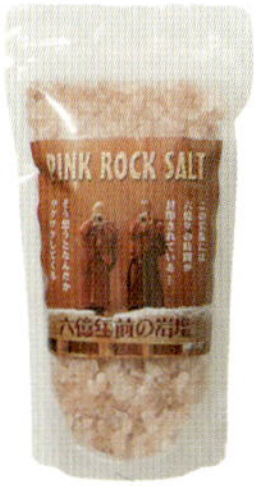


ピンクロックソルト(400g　1,365円)

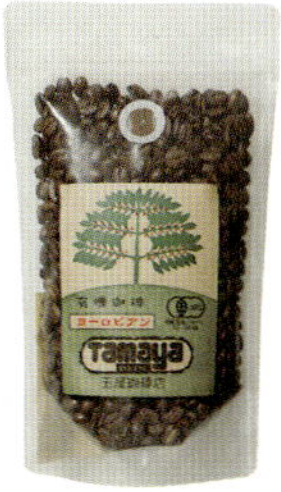


有機珈琲 ヨーロピアン(200g　735円)

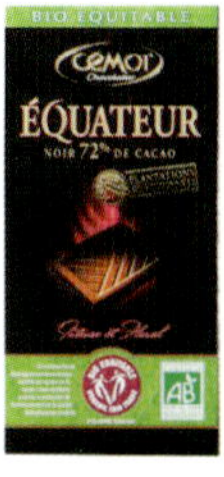


<セモア>オーガニック72%ダークチョコ(100g　520円)

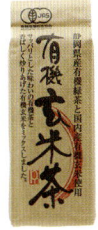


有機玄米茶(180g　609円)

乾燥りんご(80g　650円〜)

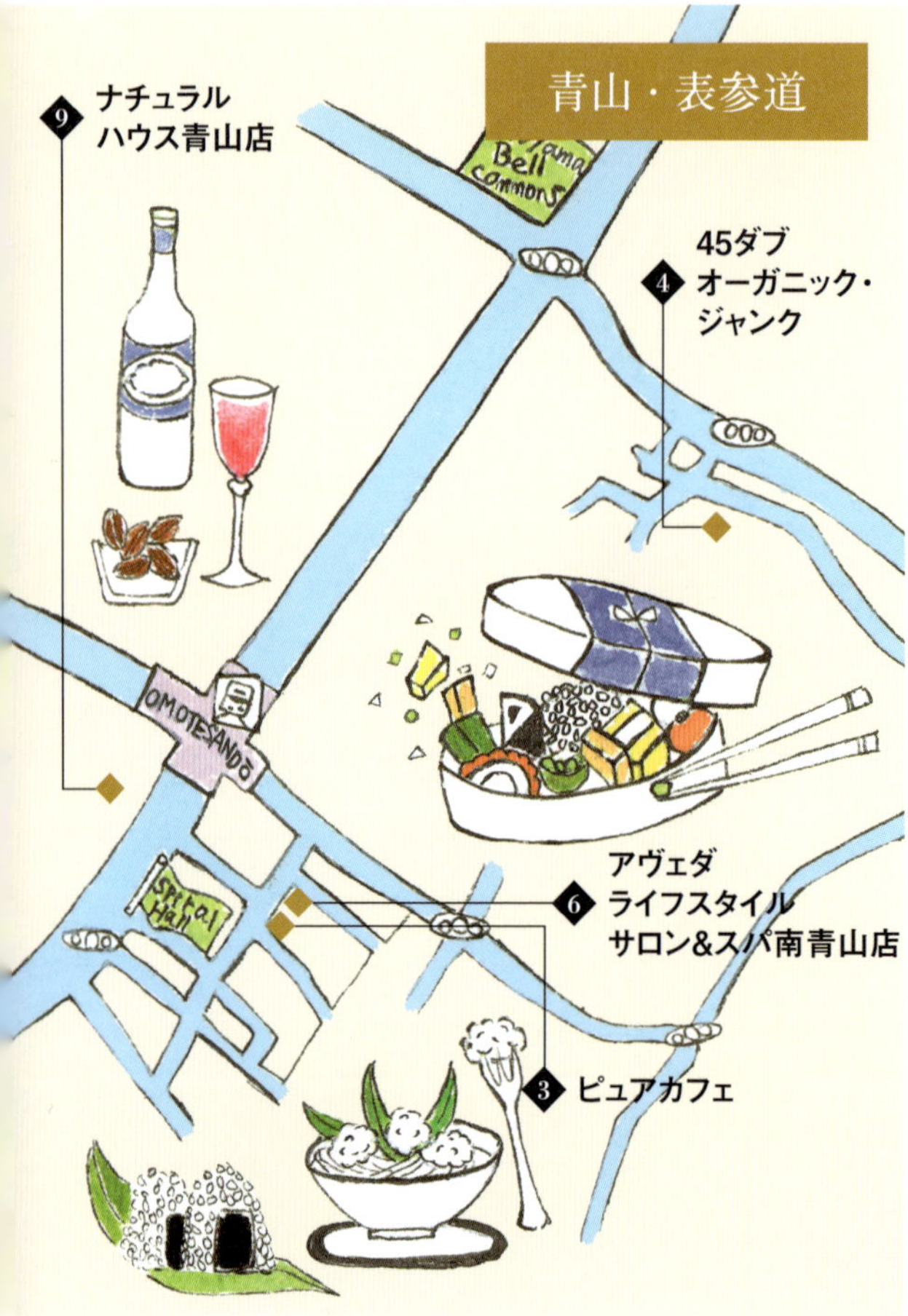


散歩

# 街を見て、歩いて、たくさんの美を見つけましょう。

ミス・ユニバース・ジャパンの事務所もあるので、よく出掛けるエリアです。高級ブランドが並んでファッションのクオリティが高いけれど、おいしいオーガニックレストランの充実度もトップレベルです。東京以外のエリアに住んでいる人も表参道あたりなら、立ち寄られることもあるのでは。美しい洋服やアートで感性を磨いて、オーガニックカフェでお腹を満たし、ヘアやボディマッサージも堪能できる、

## Cafe & Restaurant

❶ 東京都港区北青山 3-8-15
TEL03-3406-6409
有機野菜売り場に、オーガニックコスメ、オーガニックコットン、おいしいものをいただきながら、好奇心が刺激されます。

❷ 東京都渋谷区神宮前
5-1-17　グリーンビル1F
TEL03-5778-5416
玄米とせいろで蒸した野菜など、シンプルでおいしいお料理をいただけます。モダンなインテリアで、自然にリラックスできる空間。

❸ 東京都港区南青山 5-5-21
TEL 03-5466-2611
オーガニック野菜や豆を使ったヴィーガンフードがおいしい店。タルトやマフィンなど甘いものもあるので、ランチにもお茶にも使えます。

❹ 東京都港区南青山 4-9-3
TEL03-3479-8890
お肉もオーガニックでいただけるビストロです。コース料理もあり大満足のディナーが楽しめます。

❺ 東京都渋谷区神宮前5-10- 1
GYRE　B1
TEL03-3400-4796
ショップ併設なので、食べておいしかった食品を買うこともできます。100 種以上のビオワインを常備。

## Hairsalon & Spa

❻ 東京都港区南青山 5-5-21
TEL03-5468-5550
カウンセリング後、悩みに合わせたボディ、フェイシャルトリートメントが受けられます。生産履歴が明確で純粋なエッセンシャルオイルを使うところも素敵。

❼ 東京都渋谷区神宮前 5-1-7
TEL03-5467-3488
アルガンオイルやガスールクレイなどのモロッコの貴重な自然素材を使うヘッドスパ・コースが◎。

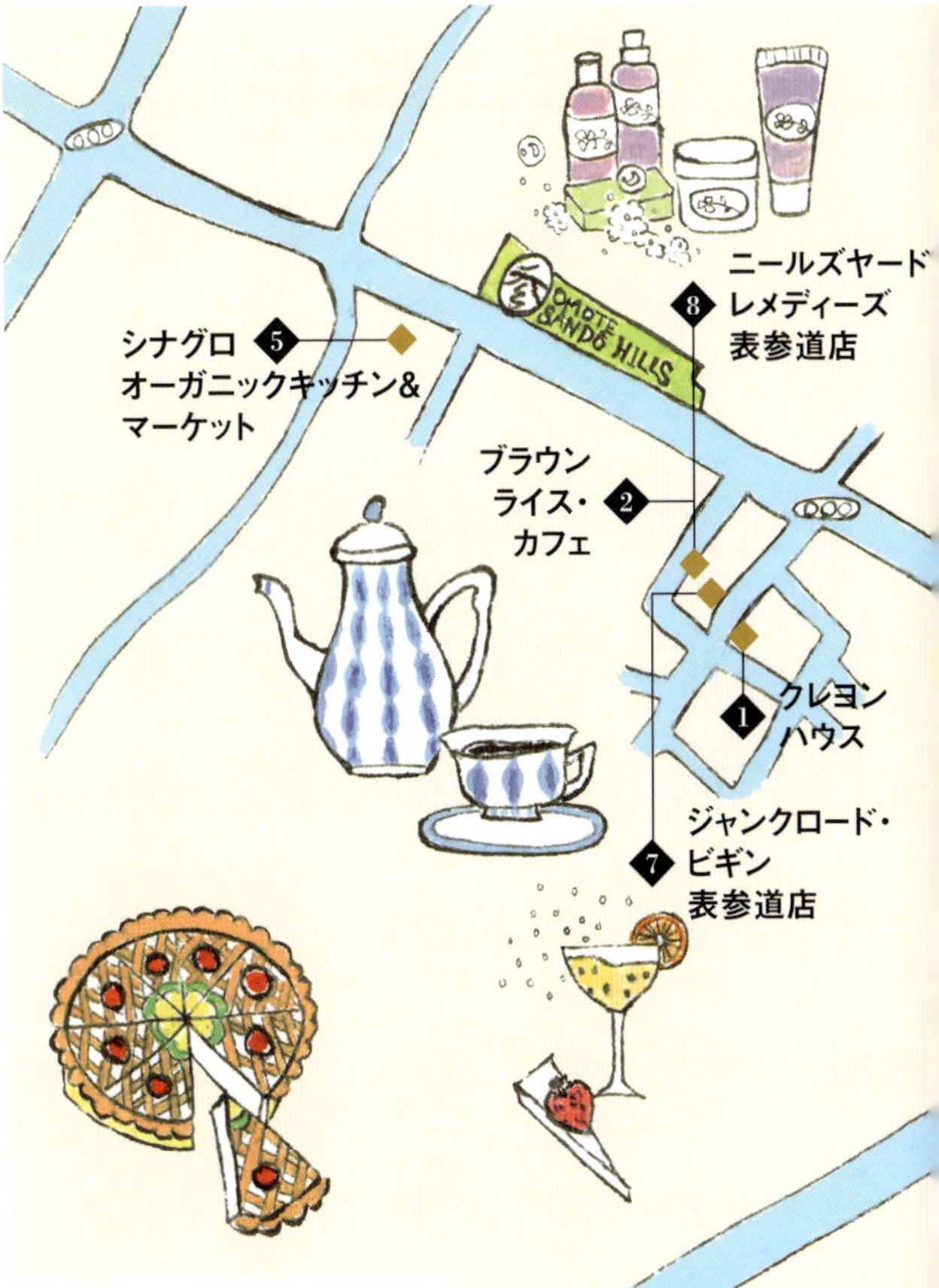
OMOTE SANDO HILLS
シナグロ 5
オーガニックキッチン&
マーケット
8 ニールズヤード
レメディーズ
表参道店
ブラウン
ライス・ 2
カフェ
1 クレヨン
ハウス
ジャンクロード・
7 ビギン
表参道店

## Shop

❽ 東京都渋谷区神宮前 5-1-17
グリーンビル 1F
TEL03-5778-3706
厳しい規格のオーガニック認定を受けた、上質な精油が買える直営店。アロマセラピストによるトリートメントも受けられます。

❾ 東京都港区北青山 3-6-18
TEL03-3498-2277
私が一番よく行く自然食品店です。新鮮な野菜から店内の食材で調理したお惣菜やお弁当まで品揃えが充実していて、ミス・ユニバースの候補者たちにもおすすめしています。

東京の休日散歩はいかがですか。

# 代々木上原

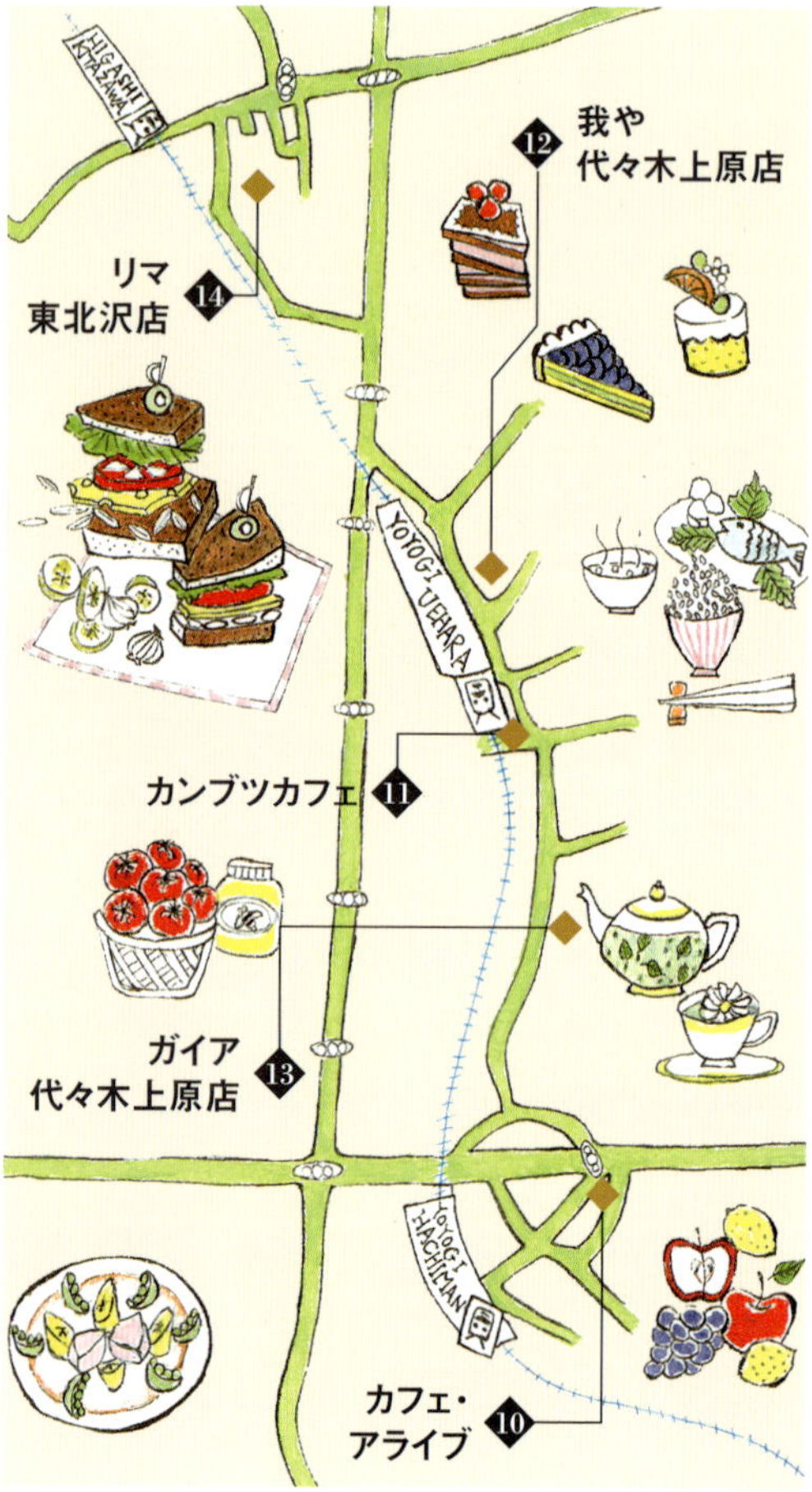


自宅から歩いていける代々木上原は、美しくなる食材が手に入る、食べられるお店がコンパクトな範囲に充実しているの。それぞれが個性のあるお店ばかりなので、近くに立ち寄ったら、お散歩に足を延ばしてみてはいかが。

## Cafe & Restaurant

**10** 東京都渋谷区代々木 5-9-9
CASA Brillante 代々木公園 1F
http://www.cafe-alive.com/
日本初のリビングフード ( 酵素が壊れないよう加熱していない食 ) のレストラン。ぜひ最新の栄養学に触れてみて。ランチがおすすめ。

**11** 東京都渋谷区西原 3-4-3
アミティ代々木上原 2F
TEL03-5465-2210
高野豆腐、ひじきなど乾物を使ったお料理を出す、オリジナリティあふれるお店。ミネラル、食物繊維豊富な乾物の新しい味にトライしては。

**12** 東京都渋谷区西原 3-11-6
杉本ビル B1
TEL03-3481-5255
マクロビオティックのメニューがある、なかなか貴重な居酒屋です。野菜がしっかりとれるので、とてもヘルシーな外食が実践できます。

## Shop

**13** 東京都渋谷区西原 3-23-6
プラドビル 1F
TEL03-5738-2719
野菜に食材、コスメや書籍、籐のバッグなど、小さなお店で多彩な品揃え。ナチュラルな暮らしにあるといいなと思うものがあります。

**14** 東京都渋谷区大山町 11-5
TEL03-3465-5021
食材の種類がとくに充実しています。野菜など新鮮素材のほか、加工食品、自然派の洗剤やコスメなどを幅広く扱っています。

## その他のエリア

### Cafe & Restaurant

**チャヤマクロビ**
**ロイヤルパーク汐留タワー店**
東京都港区東新橋1-6-3
ロイヤルパーク汐留タワー1F
TEL03-3573-3616
おいしいマクロビの専門店。旬の栄養たっぷりの食材が魅力。お魚もメニューも！ 精製炭水化物、化学調味料、悪い油を一切不使用なのもうれしい。

**イートモアグリーンズ**
東京都港区麻布十番2-2-5
フレンシア麻布十番サウス1F
TEL03-3798-3191
NYにある、ベジタブル＆ビーガンベーカリーカフェをイメージして作られたお店。オープンキッチンなので作る過程が楽しめます。

**ジェイズ・キッチン**
東京都港区南麻布5-15-22
TEL03-5475-2727
LA在住経験のあるオーナーが、日本でオーガニック食材を入手することの難しさに嘆き、自ら起業。恵比寿三越にもショップがあります。

**農家の台所**
**新宿三丁目店**
東京都新宿区新宿3-5-3
高山ランド会館4F
TEL 03-3226-4831
食日記のところで紹介していますが、本当に野菜のおいしいお店です。コース以外のメニューもありますよ。ほかに恵比寿店と国立店が。

### Shop

**オーガニックワイン**
**専門店マヴィ**
東京都港区赤坂2-21-5
TEL 03-6822-9066
日本初のオーガニック専門店。お店の方が産地に出向いて買い付ける、上質なオーガニックワインが揃っています。通信販売もできます。

**自然食糧品店**
**グルッペ 荻窪本店**
東京都杉並区荻窪5-27-5
TEL03-3398-7427
食品から生活雑貨まで揃うお店です。動物性飼料を使わず育てた畜産物の肉・乳製品など、安心していただける製品のクオリティです。

### Salon

**スカルプト**
東京都港区南麻布5-1-6
La Saccaia Minami-Azabu
（ラ・サッカイア南麻布）401
TEL03-3445-5581
耳横から入念に、頭と首をここほどたっぷり施術するリンパマッサージはそうそうありません。体の無駄が、削ぎ落されるようです。

**クラルテ**
東京都新宿区西新宿5-12-8
http://clarte.main.jp/
まさに隠れ家サロンというべきお店。西新宿の喧騒から離れた一軒屋で、ゆったりたっぷり全身をくまなくケア。

**セラキュア**
東京都品川区上大崎
2-24-10 島田ビル3F
TEL03-3491-4589
鍼灸、整体治療のほか、漢方アロマテラピー、自律神経免疫療法などいろいろなアプローチで不調を解消してくれます。

### お取り寄せ

**アイハーブ**
http:// www.iherb.com/ja/
サプリメントや青汁、ララバーなど、ナチュラルで良質なサプリメントやコスメ、健康食品などの製品を数多く取り扱っています。日本語で注文でき、送料も手ごろです。

**ラブルラ・ドットコム**
http:// www.lovelula.com
ナチュラル、オーガニックな化粧品だけを取り扱うサイトです。英語だけなのが残念ですが、いい商品が揃っていて、ページのデザインも素敵なので、よくのぞいています。

**おいしっくす**
http:// www.oisix.com/
有機野菜の宅配サービスです。不揃いな野菜で商品を開発するなど、野菜を無駄にしない取り組みにも注目しています。

**四万十野菜**
http:// www.shimanto.jp

**テングナチュラル**
**フーズ**
http:// www.alishan.jp/shop/nfoscomm/catalog/index.php?language=jp.
ナチュラルな食材を数多くとり揃えています。海外の製品が多く、お菓子作り用の粉類、ナッツ類なども手に入ります。

美しい唇のためには　親切な言葉を話すこと
美しい目のためには　他人の美点を探すこと

by オードリー・ヘップバーン

女性として美しい人生を重ねていくために、この本ではいろいろなヒントを紹介してきました。食こそが最強のコスメティックツールであることを、理解してくださったでしょう。

しかしそれだけでは、ピースの欠けたパズルのよう。美しさを完成させるためには、心のハピネスが欠かせません。

幸せなメンタルのあり方こそ、美を育む泉です。ハピネスの鍵は、物事の明るい面を見ること、「いい考え方」を心がけることにあると思います。それが自分の世界をいい方向へ広げる推進力になり、同じような心もちの方と共鳴し、引き寄せる力になることでしょう。だから「美しさ」を心がけ、素敵なものを探しながら暮らしてみてください。

何かつらいことがあっても、「いいレッスン」だと思って、あまり長く引きずらないで。ネガティブな考え方はくせになり、それが自分を縛る鎖になります。ネガティブな思考が芽生えると、まるで同じＣＤがずっと回っているように、知らず知らずのうちに、悪いことばかり考えてしまいがち。ちょっとマイナスな考え方をしていると思ったら、意識して明るいＣＤに入れ替えるのが、いいメンタルを保つコツ。いやなことがあっても、自分自身にネバーマインド！と呼びかけて、これで終わり、と切り離してしまいましょう。そうすると、ひときわ美しく、内面の充実した女性になれるでしょう。

女性はどうしても自分を他の人と比べがちですが、人は人、自分は自分です。自分自身のベストこそが、世界で一番美しいのです。最も美しい女性は、自分らしさに背筋を伸ばして、他人も自分も大切にし、リスペクトして生きている人だと思います。

時には、居心地のいい安全ゾーンから出て、新しいことにチャレンジしてみると、自分の世界を広め、人生にハリが出ると思います。慣れ親しんだ環境から抜け出ると、新たな情熱が芽生えるいいチャンスになるでしょう。「自分にこんな面があったんだ」と思うような、新鮮でわくわくする新しいあなたに出会えるでしょう。

美しさとは年齢に関係ないもの。心からそう思います。歳を重ねるにつれ、自分らしさが磨かれ、人柄も練れてくるもの。自信と経験に裏付けられた心の充足感は、若いときには手に入れられない、本物の宝石ですよね。

私も勉強の毎日ですが、すべての年代の日本女性に「心身ともに美しく、はつらつと生きる」ためのメッセージを発信していくことをライフワークとして、できる限りのことをしていければと思っています。

この本が、あなたがずっと好奇心を持ち続け、幸福で満ち足りた人生を歩む一助になれば、と心から祈っています。

## ◆本書掲載商品問い合わせ先

―― P.38

ブラウンライス・パスタ（ジョイ！　お米パスタ）　info@ricepasta.jp

ひえめん／きびめん／あわめん（創健社）　TEL0120-101702

―― P.39

はちみつ（日仏貿易）　TEL0120-003-092

アガベシロップ（アリサン有限会社）　TEL0429-82-4811

メープルシロップ（ミナト商会）　TEL03-5413-2048

メープルシュガー（メープルファームズジャパン）　TEL03-5363-5313

―― P.76,77

パーフェクトポーション（パーフェクトポーション　ジャパン）　TEL075-212-3220

ジュリーク（ジュリーク・ジャパン）　TEL0120-400-814

ローズ　ド　マラケシュ（ジェイ・シー・ビー・ジャポン）　TEL03-5468-2188

トリロジー（コスメティカ　パシフィック　リム）　TEL03-5484-8060

―― P.78

エルバビーバ（スタイラ）　TEL0120-207-217

ジュース　ビューティ（コスメ・デ・ボーテ）　TEL03-5449-8100

ジョンマスターオーガニック（スタイラ）　TEL0120-207-217

ソレオ（アルファネット）　TEL03-3761-2811

―― P.86,87

ヴェレダ（ヴェレダ・ジャパン）　TEL0120-070-601

Dr.ブロナー（サハラ・インターナショナルグループ）　TEL075-252-1234

ジュリーク（ジュリーク・ジャパン）　TEL0120-400-814

MOTTERU（トランス）　TEL03-5468-9411

ライゼンタール（マインドアート）　TEL03-3715-6811

ユエント（イデアインターナショナル）　TEL03-5446-9511

イオンドクター（ジェイ・エス）　TEL0120-058-258

casa（トレード・チャネルズ）　TEL03-5932-9322

ニールズヤード　レメディーズ　TEL0120-554-565

有機珈琲（玉屋珈琲店）　TEL075-221-2710

ピンクロックソルト（FAR EAST）　TEL042-973-2060

乾燥りんご（風土倶楽部）　TEL0422-49-5428

有機玄米茶（ポラン　オーガニックフーズデリバリ）　https://www.e-pod.jp/

セモア（ウイングエース）　http://www.wingace.com

＊（　　）内は、販売元、輸入元の社名です。

*staff*

ブックデザイン　原てるみ（mill design studio）

撮影　菊岡俊子（カバー、本文、プロフィール）

イラスト　岸部真由子

構成　関美奈子

構成・資料翻訳　小林友紀子

編集　竹村優子（幻冬舎）

**エリカ・アンギャル** *Erica Angyal*

ミス・ユニバース・ジャパン(MUJ)公式栄養コンサルタント。2004年以来、ファイナリストたちへ栄養指導を行なっている。美と健康をコンセプトに、＜内面からより美しく、健やかに輝く＞食とライフスタイルを発信。1969年オーストラリア・シドニー生まれ。シドニー工科大学卒業、健康衛生科学学士。ネイチャーケアカレッジ卒業、栄養士。オーストラリア伝統的医薬学会(ATMS)会員。09年4月に刊行した『世界一の美女になるダイエット』は33万部突破のベストセラーとなり、多くの女性たちの食に対する意識を変革する一冊となった。英語での著書に“Gorgeous Skin in 30 Days”、“Gorgeous Skin for Teens”、日本語での著書に『“世界一美しい”A型美女になる方法』(主婦と生活社)がある。

# 世界一の美女になるダイエットバイブル

2009年12月25日 第1刷発行

著　者　エリカ・アンギャル
発行者　見城徹
発行所　株式会社 幻冬舎
〒151-0051 東京都渋谷区千駄ヶ谷4-9-7
電話:03-5411-6211(編集)　03-5411-6222(営業)
振替:00120-8-767643

印刷・製本所　株式会社 光邦

検印廃止



ISBN 978-4-344-01770-2 C0095
幻冬舎ホームページアドレス http://www.gentosha.co.jp/

この本に関するご意見・ご感想をメールでお寄せいただく場合は、
comment@gentosha.co.jp まで。